U0048549

作者—大谷智通　繪者—佐藤大介　譯者—楊雨樵　監修—目黒寄生蟲館

審訂—國立臺灣大學醫學院熱帶醫學暨寄生蟲學科兼任副教授　蘇霈霶

# 寄生蟲図鑑

增訂

**The Encyclopedia of Parasites**

ふしぎな世界の住人たち

50種住在
不可思議世界裡的
居民

## 推薦

非常高興得知這本好書《寄生蟲圖鑑》有增訂版了，內容由原書 38 種增加至 50 種寄生蟲！在這些增訂的內容中，有的是與醫學相關、個人較熟悉的種類，也有個人較不熟悉的物種，但在研讀之後，又讓我對寄生蟲「借住宿主」的功力更加佩服！

這本增訂版增加的蟲蟲與內容，更加豐富了本書的內涵與樂趣！

——范家堃（臺北醫學大學醫學系分子寄生蟲暨
熱帶疾病學科教授兼學科主任）

這是一本很難得、很有意義的寄生蟲相關書籍。在人類演化過程中，寄生蟲曾經扮演過很重要的角色，某些人的一生中，有很長的時間與寄生蟲和平共生，即使在現在的某些地區，寄生蟲仍是很重要的人類伙伴。隨著時代的進步，或許有些地區已不容易見到寄生蟲病，但是，人類是會移動的，可能是旅遊、探親、戰爭因而有被感染的機會。本書除了提供一般的寄生蟲學知識外，更有歷史回顧和分布地區的描述，而且文字非常淺顯易懂、生動有趣，是值得推薦的好書。

——黃高彬（臺灣寄生蟲學會理事）

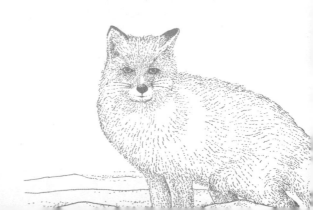

## 審訂序

《寄生蟲圖鑑：50種住在不可思議世界裡的居民》，是一本包羅萬象有趣的書，除了一些常見的人體寄生蟲外，還介紹了寄生於其他動物、植物、真菌類，甚至寄生蟲的寄生蟲。內容方面，除了一般形態及生活史的描述之外，也會穿插一些與該寄生蟲相關的軼聞趣事，讓人讀起來興味盎然，也增長不少見聞。

算起來，對目黑寄生蟲館及龜谷了博士有所認知，已是四十多年前的事了。一九六○年代，該館邀請日本知名的寄生蟲學專家執筆，陸續出版了五卷有關日本寄生蟲學研究的論文集《日本における寄生虫学の研究》，第六及七卷則於一九九九年出版，日文版外還出了英文版，對於學習寄生蟲學的人而言，是很有參考價值的文獻。很欽佩龜谷先生以一己之力創辦寄生蟲博物館，並出版寄生蟲學的學術性及科普刊物。館內展示許多寄生蟲標本之外，也販售相關的刊物、紀念品及 T 恤，對一般民眾而言，也頗具吸引力。一九九○年趁著赴日本開會之便，終於有機會親訪目黑寄生蟲館，一睹他們的展示標本、豐富的館藏標本及學術文獻。那時即將升小學二年級的小女，對那條長長的條蟲（即本書中介紹的鎮館寶物之一：日本海裂頭條蟲）更是印象深刻，之後還常提及。

我雖然跟寄生蟲廝混已四十六年，但主要接觸的是人體寄生蟲，對其他生物的寄生蟲僅略知一二，如彩幼吸蟲、淡水白點蟲、蟹奴、三代蟲等，在修習動物寄生蟲學時曾經讀過，但知之不詳。本書內介紹的

扁頭穴蜂，能準確地注射毒液麻痺蟑螂，作為牠的育兒溫床，真是令人嘆為觀止！還有彩幼吸蟲、蟹奴等，都能讓牠們的苦主（宿主）聽其使喚，蟹奴其實不是蟹的奴隸，而是被牠寄生的蟹的主人！總而言之，寄生蟲與宿主的關係，有時實在讓人意想不到。日本人把臭蟲稱作「南京蟲」的原因，書中也有所說明，這讓人想起，德國蟑螂在德國叫做「俄國蟑螂」或「法國蟑螂」，而在俄國則叫「普魯士蟑螂」，反正就是想怪罪別人吧！

　　本書作者上大學時，曾在東京大學魚病研究室，跟隨現任目黑寄生蟲館館長的小川和夫先生，從事魚貝類寄生蟲病的研究，因此書中對魚貝類的寄生蟲病著墨不少，讓我開了不少眼界。對某些人體寄生蟲的介紹雖然有些小誤，例如橫川吸蟲的命名者，其實並非其發現者——橫川定先生，而是他的老師桂田富士郎先生；梨形鞭毛蟲的構造也有小出入等，但整體而言瑕不掩瑜，這本書讓我得到了不少新知與趣聞。

　　如今，增修版多了一些不同類別的寄生蟲，有些寄生蟲，如：里氏吸蟲、斜吻鉤頭蟲及弓蟲，會改變中間宿主的行為以利其完成生活史；抗凍性宇宙無敵的揚子鰓蛭也令人嘆為觀止，其他的就留待讀者自己去探索吧！

**蘇霖霈**
國立臺灣大學醫學院熱帶醫學暨寄生蟲學科兼任副教授

歡迎光臨────
## 世界上最美麗的寄生蟲圖像書

　　距今六十五年前，幾乎所有的日本人體內都住著寄生蟲，而目黑寄生蟲館就是在那時創設的，但當時只有一些寄生蟲迷才會前往參觀。半世紀過後，憑著前人的努力，現在日本人體內的寄生蟲可說是戲劇性地消失了。奇怪的是，寄生蟲館反倒變得每天都很熱鬧。在體內有寄生蟲感染的時代沒人來，等到幾近絕跡了卻對寄生蟲如此關切，這狀況到底該如何理解呢？其中最關鍵的因素，難道是寄生蟲已不在我們生活周遭出沒了？「我曾經聽說過寄生蟲耶，真想看看到底長什麼樣子！」「據說寄生蟲館有展出實際的樣子欸！」來參觀博物館的人也許就是抱著對「非日常世界」的期待而來的。

　　但是，即使數量減少，我還是希望大家不要忘記寄生蟲感染症在日本仍然存在。遍覽世界，寄生蟲問題依舊叢生。瘧疾、血吸蟲、絲蟲、痢疾阿米巴……前往寄生蟲流行地區仍應預防感染。

　　不只人會感染寄生蟲，可能所有的動物都有寄生蟲寄居。也許會讓人覺得很意外，不過寄生蟲的種類確實較被寄生動物（通稱為宿主）的種類多。寄生蟲不僅「很多種」，牠的一生（通稱為「生活史」）也依照種類的不同而千差萬別。真雙身蟲（*Eudiplozoon nipponicum*）為了要發育為成熟個體，會去尋找伴侶進行合體；彩幼吸蟲（*Leucochloridium paradoxum*）為了讓鳥類將自己寄居的貝類吃下，會展開使人吃驚的行

為；日本海裂頭條蟲（*Diphyllobothrium nihonkaiense*）會以吃奶的力氣產下數量龐大的卵，其數目遠超過人所能想像。此外，寄生蟲身上也有生物寄居，一點都不足為奇。寄生蟲們全都是獨自研擬戰略並展開演化的，這種多樣性正是寄生蟲無盡的趣味所在。

　　不可思議的寄生蟲還有很多很多。
　　本書所介紹的內容其實只占一小部分而已。

非營利財團法人　目黑寄生蟲館
**館長　小川和夫**

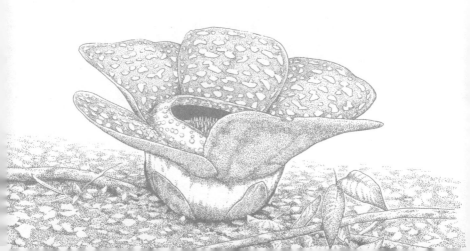

# 目次
# Contents

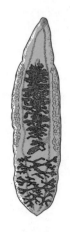

**線 形 動 物 、 類 線 形 動 物**

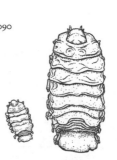

## 寄生蟲是……

當一個場所內有不同種類的生物存在時，可能會是其中的強者擊敗弱者並加以捕食，或者是彼此同心協力，利用他種生物來維持生存。寄生蟲的一生中，多半都有一特定時期會寄生在其他動物（宿主）的體表或體內，並從宿主身上奪得食物。寄生蟲缺乏宿主就無法生存。雖然其寄生的行為多半會讓宿主致害，可是一旦給予致命性的傷害，自己的生命也會受到威脅，因此一般來說，寄生蟲是不會殺害宿主的。

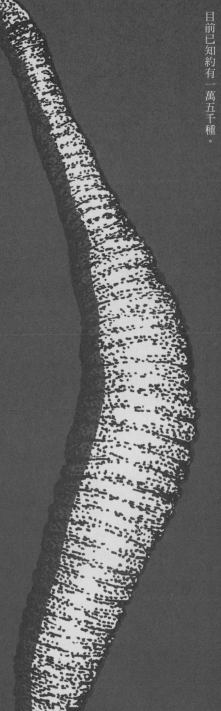

# 環節動物 ——

擁有細長的身體，且由多數體節構成的動物。

每個體節皆具隔膜將體腔區隔開。

目前已知約有一萬五千種。

# 鼻蛭

*Dinobdella ferox*
ハナビル

在鼻孔內捉迷藏

分類：蛭類

體長：幼蟲 5～10 mm
　　　成蟲 100～200 mm

宿主：哺乳類

分布：東亞、東南亞

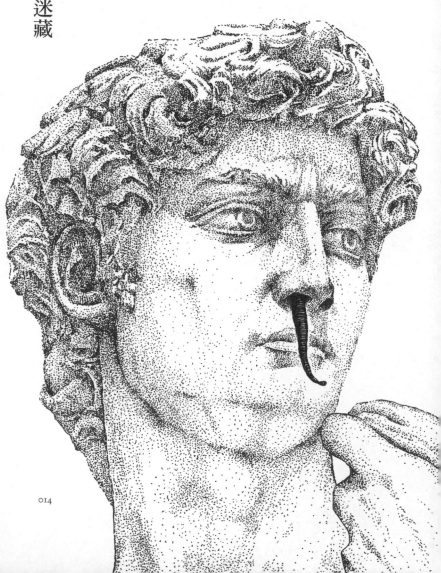

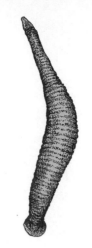

喜歡在山裡蹓躂的某男子覺得鼻子有異樣感，那是在大分縣的山中泡了祕境溫泉，在用谷川的清水洗臉之後，過了一個月的事。他不僅感到有異物在鼻內，不時流出的鼻血與大量鼻水也教他苦不堪言，此時，男子注意到似乎有什麼不明的生物棲息在自己的鼻子裡。該生物偶爾會露出一截身體在鼻孔外，雖然想用手或鑷子夾出來，但那身體十分溼滑，實在不易夾取。最後他把臉盆裝滿水，將臉浸在裡面，那隻生物才跑出一大截，於是立刻用毛巾緊抓硬拉，才強行扯了出來。伴隨著鼻子被扯下來般的劇痛一同出現的——就是鼻蛭。

鼻蛭是一種廣泛分布於亞洲各地的吸血性水蛭。乳白色的幼蟲會在河川或溪流畔等待野生動物到來，趁宿主喝水時飛快地鑽入鼻孔中，徑直在鼻腔內一邊吸血，一邊長大。從宿主身上的血液獲得足夠的營養進而充分發育後，就會在宿主去喝水時再度進到水中，過上自由的生活。

由於鼻蛭的棲息地在遠離人煙的山區水體，所以原本的宿主多為鹿、馬、猴子和野鼠等野生哺乳類，但人若出現在該地區，鼻蛭也會寄生於人體。雖然被寄生的初期幾乎沒有自覺症狀，不過隨著蛭的成長，會開始產生異物感與搔癢感。鼻蛭的唾液中含有抗凝血物質，所以吸血傷口處會血流不止，有時也會因鼻子的大量出血而引起貧血。此外，從口腔進入的鼻蛭若吸附在咽喉與氣管處，就會出現聲音沙啞與呼吸困難的情形。近年來，山區健行或尋訪天然溫泉、祕境溫泉等活動蔚為風潮，許多人經常深入溪谷，於是人們遭遇鼻蛭的機會大增。說不定下次鼻蛭寄生之處，正是你的鼻孔。

# 揚子鰓蛭

*Ozobranchus jantseanus*
ヌマエラビル

分類：蛭類
體長：10～15 mm
宿主：石龜、金龜
分布：日本、中國

強到無用武之地的抗凍性

研究人員心想這應該是哪裡搞錯了，因而無法相信。畢竟這隻金龜已經在攝氏零下八十度的極低溫中冷凍了半年，為了研究才加以解凍，結果龜的屍體表面竟然有生物再度展現生命力。那生物就是揚子鰓蛭。

揚子鰓蛭的特徵為身體側邊生有十一對流蘇狀的鰓，是一種淡水龜的外寄生蟲。特別值得一提的，便是牠對低溫的耐性。正如前述，牠能夠存活於攝氏零下八十度，冷凍了半年的金龜體表。

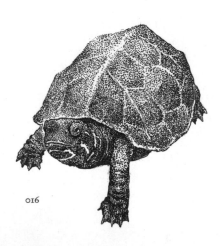

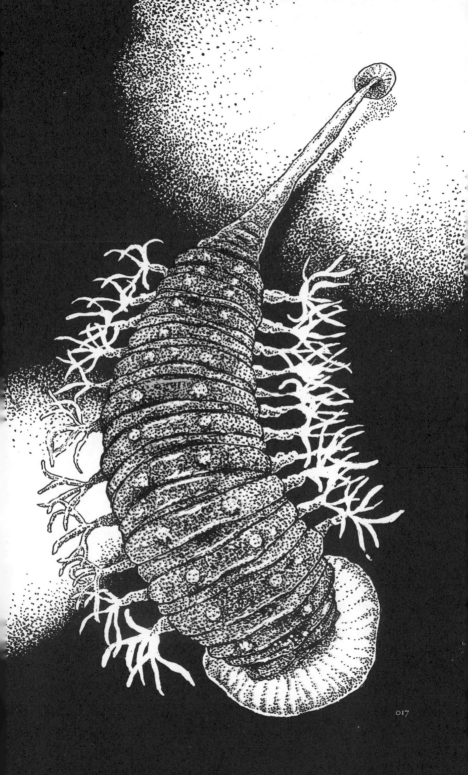

大部分的動物若長時間處於冰點下的溫度，就會因體內的水分結冰而死亡，不過有些生物卻擁有抗凍性，例如棲息於南極的線蟲，或是以高強度的耐性而知名的水熊蟲等，都是如此。但是，牠們本身為了因應低溫環境，都必須要有一定程度的時間做準備，相對地，揚子鰓蛭面對急速冷凍仍處之泰然，而且存活率壓倒性地高。

揚子鰓蛭不但在攝氏零下一百九十六度的液態氮裡能存活二十四小時，也能在攝氏零下九十度待上三十二個月，就算以攝氏零下一百度至二十度的區間反覆冷凍解凍十二次，也仍然能存活。這種驚人的抗凍性其機制為何，目前雖然尚不明瞭，不過進行實驗的研究者表示：「在目前已知的生物中間，揚子鰓蛭擁有最頑強的抗凍性。」

揚子鰓蛭以棲息於淡水的龜為宿主，但龜卻無法生存在這樣的低溫下。地球上最低溫的紀錄位在南極，為攝氏零下九十三點二度，而能夠耐過攝氏零下一百九十六度的揚子鰓蛭，作為地球上的生物，完全是超越極限了。

能充分發揮此抗凍特性的環境非宇宙莫屬。從太陽數來第六顆行星的土星，表面溫度約為攝氏零下一百八十度。揚子鰓蛭會不會是試圖脫離地球，邁向宇宙呢？

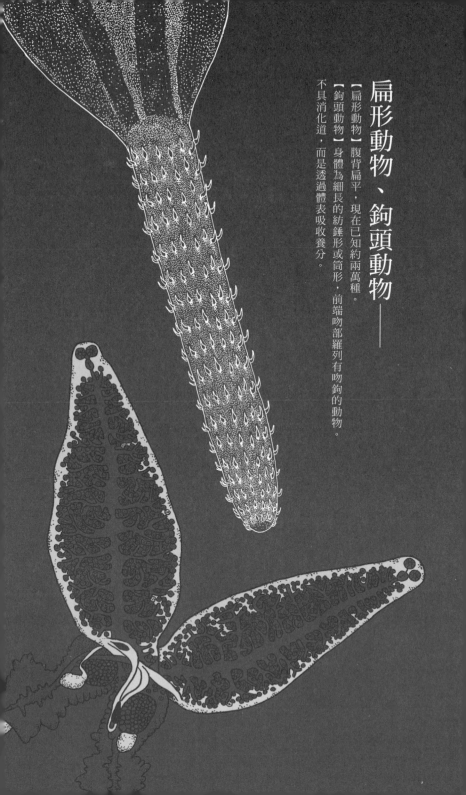

# 扁形動物、鉤頭動物——

〔扁形動物〕腹背扁平，現在已知約兩萬種。

〔鉤頭動物〕身體為細長的紡錘形或筒形，前端吻部羅列有吻鉤的動物。不具消化道，而是透過體表吸收養分。

# 里氏吸蟲（幼蟲）*

*Ribeiroia ondatrae*
リベイロイア

分類：吸蟲類
體長：尾動幼蟲 0.8 mm
　　　成蟲 1.6～3 mm
第一中間宿主：淡水螺
第二中間宿主：蛙
終宿主：鳥類
分布：北美

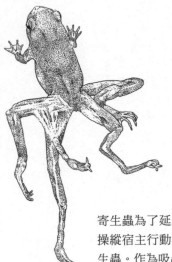

青蛙腳大改造

寄生蟲為了延續自身物種，什麼事都做得出來。既有操縱宿主行動的寄生蟲，也有大幅改造宿主外觀的寄生蟲。作為吸蟲的里氏吸蟲即為後者中的翹楚。

這種吸蟲選擇血液中富含營養的水鳥體內，作為其生活史的最終目的地。但是，從落到水中孵化而出並寄生於淡水螺上的里氏吸蟲幼蟲，要怎麼樣入侵飛在天空的禽鳥體內呢？在演化過程的試誤法後，這吸蟲發現了厲害的解決辦法。那就是藉由「乘後即拋計程車」從螺移動到水鳥上。而這「計程車」，就是蛙。

*譯注：國內暫無此寄生蟲的正式譯名。學名中屬名的 *Ribeiroia*，是學者 Lauro Travassos 以巴西的一位兩棲動物學家 Alípio de Miranda-Ribeiro 的名字命名的。而本節的寄生蟲，一開始是由 Emmett William Price 這位研究者於一九三一年在麝鼠（*Ondatra zibethica*）身上發現並發表，而本寄生蟲的種名 ondatrae，即來自於此麝鼠的學名。最後，由 E. Price 於一九四二年將此生物的學名定為 *Ribeiroia ondatrae*。

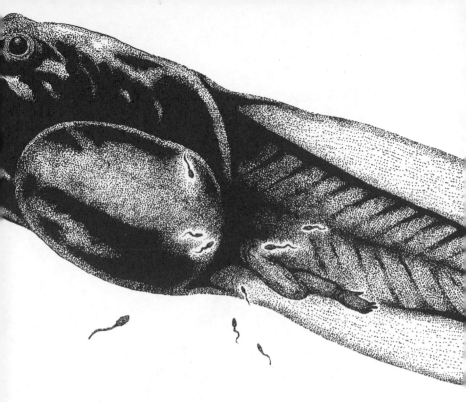

從水中的卵孵化而出的里氏吸蟲幼蟲，首先寄生於扁
蜷。在那裡長成具游泳能力的尾動幼蟲後，接著寄生
至附近的蝌蚪身上，潛入日後要長成後腳的部分。

從這邊開始，就是該吸蟲的「拿手絕活」。潛入此部
位的尾動幼蟲會在此處形成稱為「囊幼」的小型袋狀
物，並進入休眠狀態。此動作妨礙了蝌蚪腳部的正常
發育，長成的蛙有的會生出好幾支扭曲的後腳，有的
則有後腳缺損的情形。由於里氏吸蟲而導致足部畸形
的青蛙，無法順利從天敵如大青鷺等面前逃脫，而被
輕易地捕食。這下可抵達最終目的地啦！吸蟲抵達作
為終宿主的水鳥體內，發育成熟並產卵，與糞便一同
落入水中的卵又孵化出新的幼蟲，開始進
入下一個世代的生活史。

里氏吸蟲的幼蟲（尾動幼蟲）

由於里氏吸蟲致使身形扭曲，還被大青鷺
吃下肚的無辜蛙類，讓人不禁同情起來。

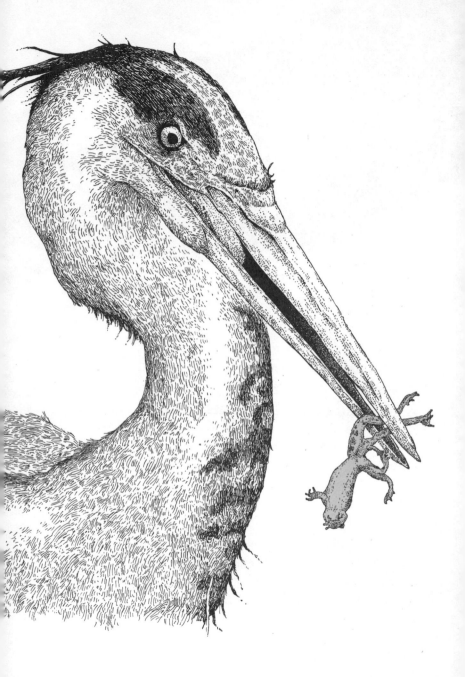

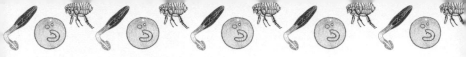

# 寄生蟲與宿主————

## 寄生蟲（parasite）

在其生活史的某一時期，會寄居在其他生物（宿主）的體表或體內，並自宿主身上奪得營養的生物。

寄生在宿主體表的稱為「外寄生蟲」，寄生於體內的則稱之「內寄生蟲」。不過也有像錨蟲（*Lernaea cyprinacea*）或者蟹奴（*Rhizocephalan barnacle*）那樣，部分在體內部分在體外的寄生蟲。

由於人類、獸類、鳥類及魚貝類等以外的小動物皆通稱為「蟲」，所以雖然寄生生物本身是植物時稱為「寄生植物」，本書仍將寄生植物與寄生真菌也收錄進來。

## 宿主（host）

被寄生蟲寄生而遭受損害的生物。

寄生蟲可區分為一生只寄居於一種或兩種宿主以上這兩大類。當幼蟲與成蟲寄生的宿主不同時，成蟲所寄居的宿主被稱為「終宿主」，幼蟲所寄居的宿主則被稱為「中間宿主」。一般來說，需要中間宿主的寄生蟲即使其幼蟲不經中間宿主而直接侵入終宿主體內，也無法完成其生活史。

有多個中間宿主的情況下，在第一中間宿主體內會進行前期發育，而在第二中間宿主體內則進行後期發育。與中間宿主不同的還有所謂「保幼宿主」（paratenic host），其擔負的角色是使寄生蟲更有效率地自中間宿主轉移至終宿主。以海獸胃線蟲屬（*Anisakis*）為例，擔任其保幼宿主的就是鯖魚（*Scomber scombrus*）和烏賊。

分類：吸蟲類

體長：數mm不等

中間宿主：椎實蝸牛
（Succinea putris）

終宿主：鳥類

分布：歐洲、美洲

# 彩幼吸蟲（幼蟲）

*Leucochloridium paradoxum*
ロイコクロリジウム

## 將蝸牛化為殭屍加以操縱的恐怖之蟲

咦？有隻斑胸草雀（*Taeniopygia guttata*）似乎發現了一隻正在葉子上享用美食的蝸牛（椎實蝸牛），可是那隻蝸牛好奇怪，雖然頭上有兩只正在任意扭動的觸角，可是看起來好像僵屍似的很沒生氣哩，這恐怕事有蹊蹺……

把作為宿主的蝸牛先化為殭屍後加以操縱，以便引誘鳥類飛來將其補食，這種具有喬治・A・羅梅羅（George A. Romero）風格的寄生蟲確實存在於現實中，這種吸蟲名為「彩幼吸蟲」。這種寄生蟲的卵會遺留在鳥的糞便中，一同被蝸牛吃下去，其幼蟲會影響蝸牛的腦神經節。一般來說，蝸牛為了避免被天敵鳥類發現，往往會躲藏在葉背的陰暗處。可是大腦如果被這種寄生蟲支配，就會一愣一愣地爬上樹梢，在一眼可及的葉片表面上移動。而且，這蟲並非只是單純地操縱蝸牛而已，還會讓其觸角伸伸縮縮，讓牠看起來像是鳥最喜歡的斜紋夜盜蟲（*Spodoptera litura*）的幼蟲在那邊手舞足蹈。

「我很好吃噢！快來吃我！」像這樣大張旗鼓招搖的蝸牛，自然很快就會被鳥吃掉。這時，寄生蟲入侵鳥體內的最終目的於焉達成。

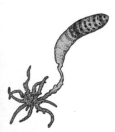

彩幼吸蟲（幼蟲）的本體

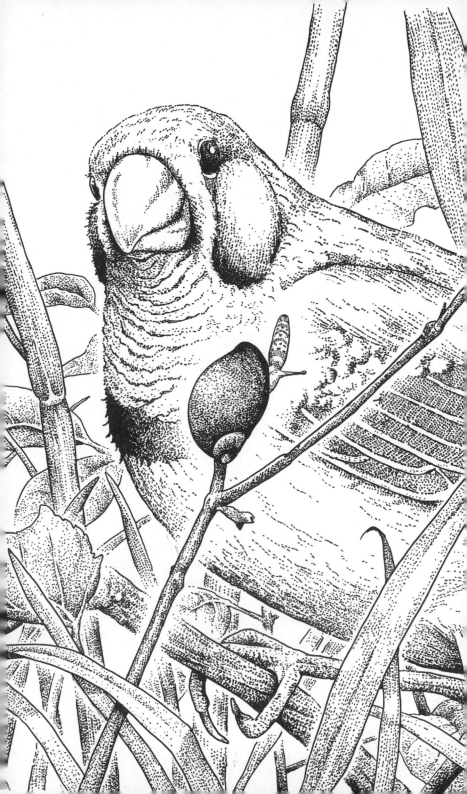

# 中華肝吸蟲

*Clonorchis sinensis*
肝吸虫

分類：吸蟲類

體長：20 mm

第一中間宿主：沼螺
（*Parafossarulus manchuricus*）

第二中間宿主：淡水魚類

終宿主：哺乳類

分布：亞洲

「我自己對於吃並不怎麼講究，只要有白飯和納豆就很滿足了。」這位邊說邊徐徐攪拌著納豆，又長篇大論叨絮著的固執男子，是日本最具代表性的美食家兼藝術家──北大路魯山人。其實不難發現，在以國民美食為主題的漫畫《美味大挑戰》（美味しんぼ）中登場的角色──海原雄山──就是以他為範本塑造的。

美食家魯山人十分喜愛食用鯽魚或鯉魚生魚片，但也因此喪命。奪走他性命的，就是以這些淡水魚為中間宿主的中華肝吸蟲。中華肝吸蟲一侵入人體內，就會鑽入膽管並發育為成蟲。成蟲的壽命可長達二十年，對於被寄生的人來說是承受不住的。結果，北大路魯山人就死在大量中華肝吸蟲所引發的肝硬化下。

也有一種別於淡水魚的說法，指出「魯山人是因為吃了生鮮的螺才被肝吸蟲寄生的」，但實際上作為肝吸蟲第一中間宿主的沼螺，因為體積小所以不會被拿來食用，而且寄生於沼螺的中華肝吸蟲幼蟲也尚未有寄生人體的能力，因此這個說法是錯的。無論如何，太講究美食是會喪命的。在生食淡水魚時，務必多加留意。

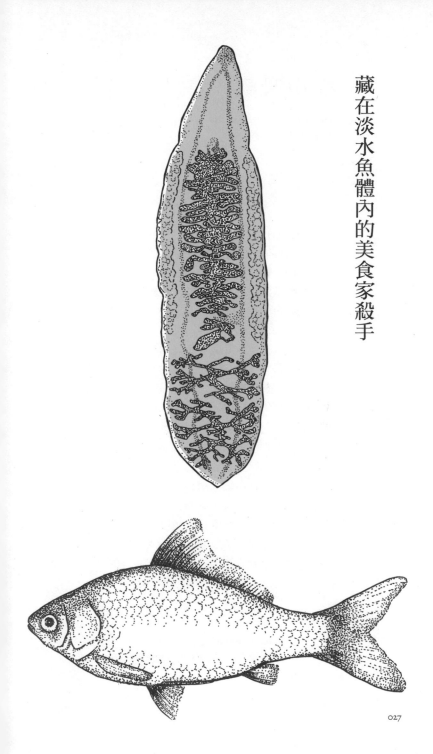

藏在淡水魚體內的美食家殺手

# 橫川吸蟲

*Metagonimus yokogawai*
橫川吸虫

分類：吸蟲類
體長：成蟲 1.0～1.5 mm
第一中間宿主：川蜷
（*Semisulcospira libertina*）
第二中間宿主：香魚
（*Plecoglossus altivelis*）
終宿主：人、犬、貓
分布：遠東

有「清流女王」之稱的香魚屬於胡瓜魚目，正如此名，該魚通體都有瓜類般的清爽香氣。「背越し」\*這種將生的香魚輪切成數段的料理方式，就是為了要充分享受這種香氣才特地發明的，偏偏這對橫川吸蟲來說正是天賜的料理法啊！

橫川吸蟲會從香魚等淡水魚體內移轉至人的小腸中寄生，是體長大約 1 毫米的小型吸蟲。在遠東地區分布極廣，日本地區感染此蟲和海獸胃線蟲的患者相當多。這個寄生蟲是以在臺灣首度發現此蟲的學者——橫川定博士之姓命名的，自此以後，進行此蟲研究的多半是日本人。

該蟲的蟲卵會在川蜷等螺類體內孵化，經變態後成長為具尾巴的尾動幼蟲。尾動幼蟲從螺游出後就朝香魚或銀魚移動，並自皮膚侵入魚體以便進一步成長。接著被人、狗或貓吃下去，光明正大地在體內長為成蟲。在終宿主的小腸內產出的卵會隨糞便一同排出，並再次被川蜷吃下，繼續下一輪的生活史。

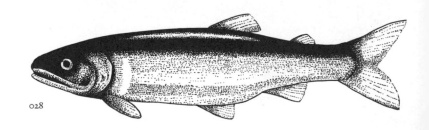

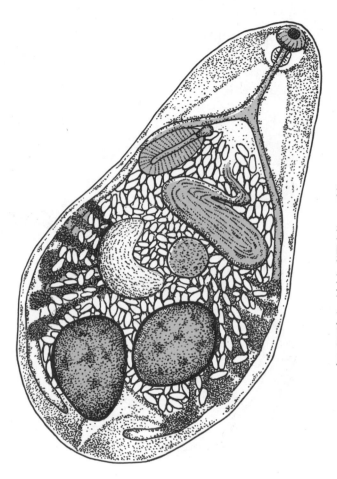

我，和野生香魚同居

横川吸蟲寄生後所引發的横川吸蟲症雖然會引起腹痛和下痢，但症狀通常不嚴重。而且幸運的是，用地下水養殖的香魚體內並無此種寄生蟲。當然，如果是用裹粉油炸（天婦羅）或敷鹽乾烤等加熱方式進行料理，那就更能安心地食用了。

*譯注：「背越し」，讀作 Se-go-shi，一種生魚片料理法。將魚去鱗，內臟取淨，並將頭尾、胸腹鰭切除後，保留脊椎骨，直接橫切數刀的生魚片料理方式。

# 日本血吸蟲

*Schistosoma japonicum*
日本住血吸虫

分類：吸蟲類

體長：雄成蟲 12～20 mm
雌成蟲 25 mm

中間宿主：釘螺
（日本稱片山貝或宮入貝）

終宿主：人、犬、貓、牛等哺乳類

分布：東亞、東南亞

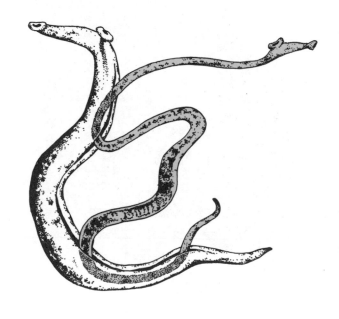

日本是世界上唯一克服
「居住在血中」之寄生蟲的國家

日文中的「日本住血吸虫」正如漢字所示，是「居住在血液中」的細長吸蟲。在亞洲分布的地域很廣，泳動在疫區的水體中，而當人們赤腳涉入水田中勞動時，幼蟲就會鑽破皮膚侵入人體。發育為成蟲後，會以雌雄合抱的狀態寄生於宿主肝門脈的血管當中，持續產生大量的受精卵。產出的卵會堵塞血管，進而在宿主引起肝硬化、腹水、貧血與腦損傷等，最壞的情況則能致死。曼氏血吸蟲、埃及血吸蟲以及日本血吸

蟲，這些寄生在人體內的血吸蟲，感染的患者數已超過兩億人，血吸蟲症與瘧疾、絲蟲症並列為「世界三大寄生蟲病」。日本有好幾個血吸蟲的疫區，包括山梨縣甲府盆地、廣島縣片山地區與筑後川流域等，根絕此病始終是這個國家的願望。

山梨縣甲府市自古以來一直被所謂「水腫漲滿」──腹中積滿水而死──這種原因不明的怪病所困擾。一八九七年，罹患此病的一位名叫杉山仲的農婦，給主治醫師吉岡順作寫了一封信，信上寫道「對這可悲的地方性疾病病原加以瞭解，乃是我的心願，若我死了，請將我解剖」，進而提出屍體解剖的申請。六天之後，就在盛岩寺對死者杉山仲進行了屍體解剖，且於膽管與十二指腸中發現了成千上萬的蟲卵。在杉山仲被解剖後過了七年，一九○四年，桂田富士郎博士為了探求此寄生蟲症的蟲體，解剖了甲府地區三神三朗醫師家中飼養的一隻腹部腫脹的貓，並把在肝臟內所發現的新寄生蟲命名為「日本住血吸虫」。四天後，一具被殺人犯殺害的屍體，從廣島縣片山地區送到京都大學醫學院藤浪鑑博士手上，並進行解剖，在該屍體的肝臟內亦發現此寄生蟲。此次引發怪病的寄生蟲之發現，給予世界學會巨大的衝擊，與當時日俄戰爭獲得勝利一事，同為歷史上不朽的重要紀錄。

縱然已經瞭解此寄生蟲為該病的元凶，但其感染的路徑依舊不明朗。一九一三年，九州大學醫學院的宮入慶之助博士與鈴木稔博士一同前往佐賀縣的疫區，發現該寄生蟲的中間宿主是一種小型螺，這是長年的謎團被解開的瞬間！江戶後期的中醫藤井好直在其撰寫的《片山記》中，將此日本血吸蟲症記作「片山病」（因為是在廣島縣片山地區），因此宮入博士便建議將此小型螺取名為片山貝，但其他相關人員則為了紀念宮入博士的功績，而將這螺稱為宮入貝。

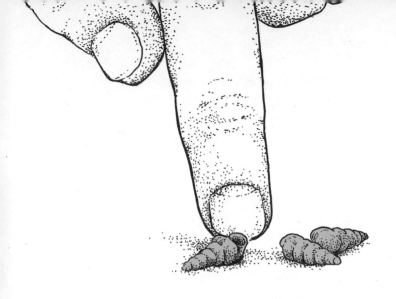

就這樣，日本血吸蟲的生活史就此被闡明。與糞便一同排出的卵，於水中孵化後侵入釘螺中。幼蟲在釘螺內發育，不久就會游回水中。接著便能侵入人類的皮膚，引發腹水等症狀。透過日本血吸蟲的案例，使人初次瞭解到淡水的螺類會被血吸蟲的幼蟲入侵。據此成果，世界各地類似的寄生蟲之中間宿主，也逐一被發現。

要驅除寄生蟲，只要將其生活史阻斷即可。在日本血吸蟲上，只要作為中間宿主的宮入貝消失，幼蟲就缺乏成長之處，下一代便也無從產生。就這樣，日本全國花了一百年的時間徹底驅除宮入貝。結果，棲息在疫區的宮入貝成功地被消滅。日本血吸蟲從此在日本絕跡，山梨縣於一九九六年，福岡縣則在兩千年時，先後宣布日本血吸蟲的根除。有筑後川流經的久留米市，由於曾經對宮入貝進行大規模撲殺，於是現在造了「宮入貝供養碑」，以憑弔被人為撲滅的宮入貝在天之靈。

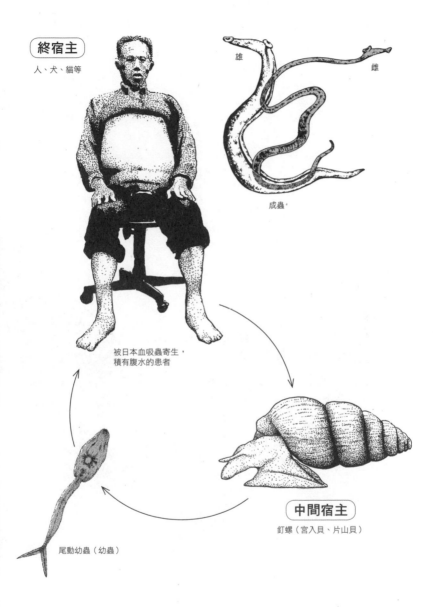

終宿主
人、犬、貓等

雄

雌

成蟲

被日本血吸蟲寄生，
積有腹水的患者

中間宿主
釘螺（宮入貝、片山貝）

尾動幼蟲（幼蟲）

# 真雙身蟲

*Eudiplozoon nipponicum*
フタゴムシ

分類：單殖類
體長：10 mm
宿主：鯉科魚類
分布：亞洲、歐洲

在死亡之前絕不分開

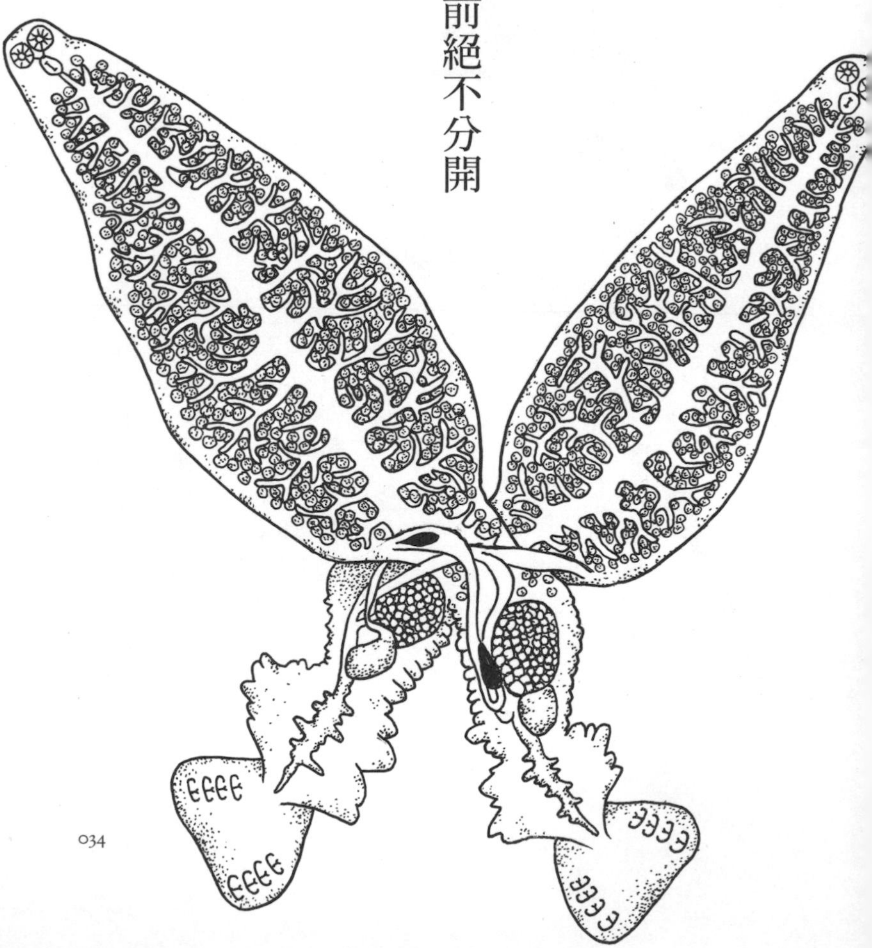

034

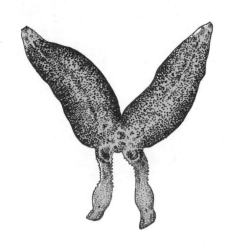

寄生於鯉魚鰓部的真雙身蟲，其如蝴蝶展翅般的模樣，是由兩隻真雙身蟲交纏而成的。單隻的真雙身蟲會在鯉魚的鰓組織上移動以尋找另一隻蟲體，找到的時候，立刻一聲不發地黏上去，是那種一見鍾情型的合體。在廣大的水域中，真雙生蟲能游到這隻鯉魚的鰓上只是偶然，下一次能在哪裡碰見彼此根本無從知曉，因此絕不能讓這次的機會溜走！

由於真雙身蟲是雌雄同體，因此即使只有單一個體，也能自體受精並產卵，但在幼蟲時期，如果沒有碰到另一個體並彼此融合的話，就沒有辦法發育成熟。一旦融合，雄性生殖管與雌性生殖管便會互相聯繫至另一個體，在這過程中為了交換遺傳物質，融合的個體會將精子交付彼此，似乎在宣示著「死也要一起死」。實際上，如果硬生生將其分開，兩個體的生殖器官確實會因此被扯壞而導致死亡。正因牠們的思念如此契合，或許來世也會想要繼續在一起吧。

真雙身蟲也是世界唯一一座寄生蟲博物館——目黑寄生蟲館——的吉祥物之一，由於牠們相親相愛的生活模樣，似乎會對戀愛帶來好運，所以在寄生蟲館販賣部供應的「真雙身蟲吊飾」相當受到女性的歡迎。

# 異溝盤蟲

*Heterobothrium okamotoi*
ヘテロボツリウム

分類：單殖類
體長：成蟲 20 mm
宿主：虎河豚（*Takifugu rubripes*）
分布：日本

河豚中價值最高的是虎河豚。就算不是野生的，養殖的虎河豚在市場上價格亦不斐，可是就有一種寄生蟲讓虎河豚養殖業者避之唯恐不及，那就是單殖類的「異溝盤蟲」。

此寄生蟲也被稱為「鰓蟲」，因為它名副其實地會伏貼在虎河豚的鰓或鰓腔壁（鰓所在之空腔的腔壁）上。成蟲的身體後側會有四對共八個喚作「把握器」的器官，用以吸附在鰓蓋的內側吸血。被吸血的虎河豚會引發貧血症狀，嚴重時則導致死亡。

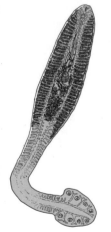

成蟲所產的卵像是串在線上的念珠，長度可達兩公尺以上。孵化後的幼蟲會在水中泳動，一旦抵達虎河豚的鰓即開始寄生，一邊吸血一邊成長。由於念珠般的卵相當容易纏繞在養殖用箱網的網上，因此異溝盤蟲一旦成功地寄生在養殖場的虎河豚上，就會不斷地在養殖用箱網中重複寄生，導致感染病例增加，造成虎河豚大量死亡。這實在是虎河豚養殖業者的夢魘。

在預防上，除了必須定期更換箱網，去除網上的卵外，存活的成蟲更要以驅蟲藥加以驅除。雖然手續麻煩，但為了保住高單價的虎河豚也是沒辦法的事。此時異溝盤蟲也會為了生存而拚命產下大量的卵，簡直就像「貓捉老鼠」*的遊戲似的。

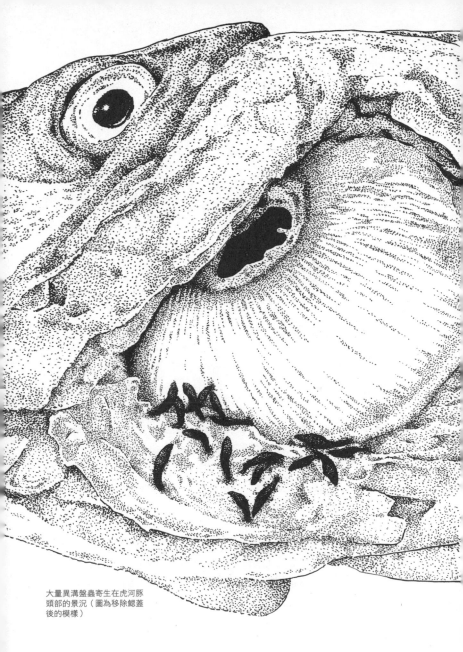

大量異溝盤蟲寄生在虎河豚
頭部的景況（圖為移除鰓蓋
後的模樣）

*譯注：原文為「いたちごっこ」或作「鼬ごっこ」，是一
種日本早期孩童間流行的遊戲，玩的時候，小孩捉對參加，
輪流互搯手背，而得以沒完沒了地玩下去。在中國民間稱此
遊戲為「貓捉老鼠」，故以此稱譯之。

# 三代蟲

*Gyrodactylus kobayashii*
三代虫(ギロダクチルス)

分類：單殖類
體長：0.3～0.8 mm
宿主：金魚（*Carassius auratus*）
分布：世界各地

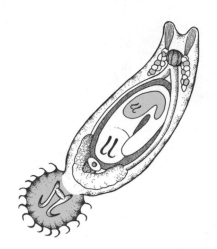

在鯉魚或金魚體表寄生的三代蟲，是在親代蟲體裡即存有子代與孫代的稀有寄生蟲。三代蟲之親代蟲體的子宮內有子代，而子代的子宮內有另一子代。以人來打比方的話，就是媽媽子宮內懷著的胎兒已經處於妊娠狀態了。

其實這種現象的起因，來自於三代蟲其胚胎發育時的特殊現象。當親代子宮內的卵分裂至二細胞期，其中一顆繼續發育而成長為子代的同時，另一顆細胞則不分裂，直到子代發育至某個程度後才開始分裂，此時該分裂的其中一顆成為第三代，而另一顆則維持不分裂（是為將來的第四代），從而形成三代同體。

三代蟲以附有鉤的吸盤寄生在宿主上，透過吸食鰓組織的黏膜或上皮細胞維生。對於被親子三代輪流吸咬的宿主來說，應該只想與牠們保持距離吧。

三代同堂和樂融融

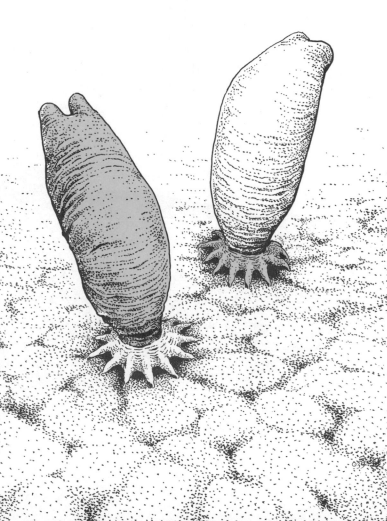

# 腔棘魚上的寄生蟲

*Neodactylodiscus latimeris*
シーラカンスの寄生虫

分類：單殖類

體長：0.7～1.3 mm

宿主：腔棘魚，或作矛尾魚
（*Latimeria chalumnae*）

分布：非洲葛摩群島
（Comoro Islands）

～兩個大發現～
從古生代相依為命至今

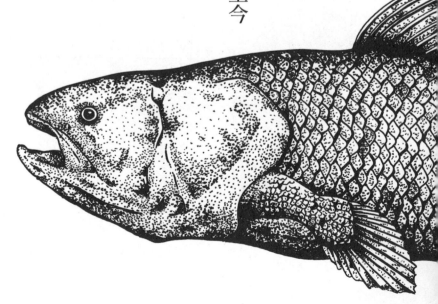

一九三八年十二月，南非一艘在莫三比克海峽間以拖網進行捕撈作業的漁船，將剛捕獲的一隻巨大怪魚，送到東倫敦市博物館交給女館員拉蒂邁（Marjorie Courtenay-Latimer, 1907-2004）。拉蒂邁一發現這隻外形詭異的魚，就立刻通知羅斯大學的魚類學者史密斯博士（James Leonard Brierley Smith, 1897-1968）。這就是發現有「活化石」之稱的腔棘魚的經過。腔棘魚在三億年前的古生代泥盆紀時出現，而被認為在六千五百萬年前的中生代白堊紀時期滅絕。腔棘魚的發現簡直就像是發現了活恐龍似的，因此也被稱為「二十世紀生物學最大的發現」。

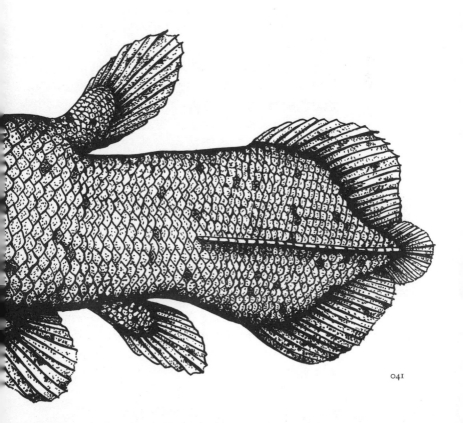

一九六六年在葛摩群島沿岸發現的這隻長 154 公分、重 55 公斤的腔棘魚，因學術研究目的而透過法國政府寄贈給《讀賣新聞》社的正力松太郎先生，該腔棘魚的實物標本現在仍在下關市的「下關水族館海響館」裡展示著。不過當初在解剖過程中發現新寄生蟲種類的人，則是目黑寄生蟲館的創設者龜谷了博士。

一九六八年，龜谷了博士對相關工作人員表達了參與腔棘魚調查工作的強烈意願，在迅速獲得首肯後，三度前往當時收留腔棘魚的讀賣樂園（よみうりランド）展開調查。接著，便在腔棘魚的胃中發現了 *Tentacularia*（錐吻目）條蟲的幼蟲；在腸道中則發現了海獸胃線蟲等線蟲類的幼蟲；鰓部則發現了新種的寄生蟲。這新種的寄生蟲到了第二次調查時，都還沒有辦法獲得具完整外形的標本。因此將牙醫使用的開口器拿來撐開腔棘魚的鰓蓋，並且一邊用水沖洗，一邊用牙刷搔刮鰓組織表面，並回收了四袋的沖洗液。將沖洗液一滴不漏地滴在載玻片上，並置於顯微鏡底下觀察，全程耗費多時。最後，終於在第三次解剖時，發現了形體完整的該寄生蟲。

龜谷了博士將此寄生蟲命名為「*Neodactylodiscus latimeris*」，並在一九七二年將其發表為新種。屬名中的「-discus」是「盤」的意思，意指此種寄生蟲具有吸盤似的特殊盤構造（如右圖的 AD 部分）。此外，種名「*latimeris*」則是取自最先發現腔棘魚的女博物館館員的名字。

三億年來，仍以不變的姿態游動的腔棘魚是現存魚類中最古老的一種，而這種寄生蟲或許在腔棘魚這宿主體內寄生了數億年之久。在龜谷了博士的調查之前，未曾在腔棘魚的鰓部發現這種寄生蟲，因此該寄生蟲的發現也與腔棘魚的發現一樣，堪稱為生物學史上的重大發現。

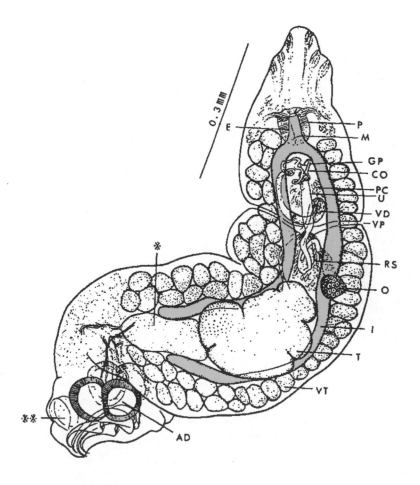

*Neodactylodiscus latimeris*（KAMEGAI, 1971）
此為龜谷了博士所繪的「*Neodactylodiscus latimeris*」結構示意圖，
本圖援引自《目黑寄生蟲館訊》第 130 期

# 多包條蟲

*Echinococcus multilocularis*
エキノコックス

分類：條蟲類
體長：成蟲1〜5mm
終宿主：狐狸等犬科動物
中間宿主：老鼠
分布：主要在北半球

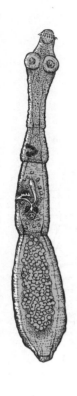

在北海道有一種跟著狐狸移動，體型雖小卻很可怕的寄生蟲，那便是「多包條蟲」。多包條蟲在自然界是藉由老鼠這中間宿主及狐狸等終宿主來完成其生活史的循環。有時，含有蟲卵的狐狸糞便會被非原本宿主的人不小心碰觸到而入住人體。接觸了被狐狸糞便汙染的土壤，或是在山中採集野莓且當場吃下，即有可能被傳染。

蟲卵在人體內孵化成幼蟲後，就會寄生在肝臟，製造蜂巢狀的囊胞，並在其中增殖。由於人並非正確的終宿主，因此多包條蟲幼蟲無法在人體裡發育為成蟲，而是會維持其幼蟲的狀態，慢慢地愈變愈多。即使感染了十年往往也不會有症狀，但是隨著幼蟲數量的增加，囊胞愈變愈大之後，肝臟內部的膽管或血管便會因此阻塞，使肝功能受到干擾。到了病症末期，除了會有嚴重的肝功能不全外，有些幼蟲會自破裂的囊胞隨著血液轉移至肺、腦組織或骨髓等各種臟器。要自體內清除此種幼蟲必須要靠外科手術，但等到病患察覺到異狀時，幼蟲已經在其中增殖一段時間了。感染初期若未即時治療，90% 的感染者都會死亡。

在北海道，狐狸的多包條蟲感染率已達 60%。多包條蟲原本多分布在阿拉斯加和千島群島，但在二十世紀前葉，有大量狐狸從千島群島被運往北海道以供應皮草需求，讓此寄生蟲因而傳染開來。所以說起來，就算是將在北海道生存的狐狸撲殺殆盡，也不會解決根本的問題，因為最初這些狐狸就是人帶來的。

「那傢伙」伴隨狐狸而來

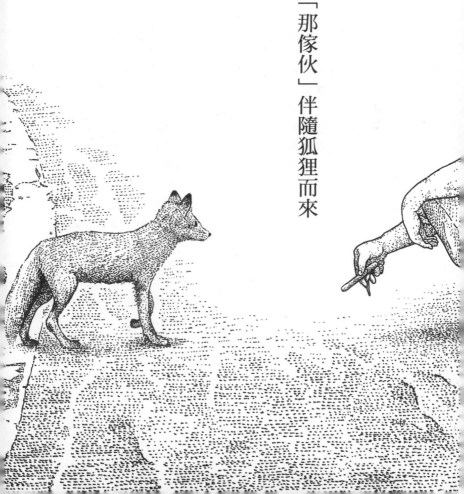

# 日本海裂頭條蟲

*Dibothriocephalus nihonkaiense*
サナダムシ

分類：條蟲類
體長：5～10m
第一中間宿主：劍水蚤屬
第二中間宿主：櫻鮭、粉紅鮭
終宿主：人
分布：日本

身體長達驚人的十公尺，寄生蟲界裡最大的蟲

日文名之所以叫「真田蟲」（サナダムシ），是因為牠的外形猶如綁和服腰帶時所使用的扁平式真田紐（さなだひも）。成蟲是由很多片體節構成，體節就像切開的刀削麵，長的可超過十公尺以上，是寄生蟲界裡最大的。在目黑寄生蟲館展示的真田蟲標本其長度為 8.8 公尺，節片數約三千片。由於真田蟲的本體極薄，非常容易斷裂，因此完整的標本相當珍貴，非常值得一看！

真田蟲的幼蟲一旦侵入終宿主體內，大約在一個月內就會漸漸長為成蟲。在其寄生生活中，不用的器官逐漸退化（從寄生蟲的觀點也許可稱之為「進化」），剩下的幾乎都是生殖器官。數千個體節中，每一個都有精巢和卵巢，不同體節之間可進行交配受精，而每日可產下約一百萬個卵。由蟲卵孵出的幼蟲被劍水蚤吃下，劍水蚤又被櫻鮭吃下，櫻鮭在被人吃下後，蟲就又回到人體內了。

有段期間曾流行過將真田蟲「飼養」在體內來瘦身的「真田蟲減肥法」，但寄生蟲這東西基本上就是異物，而且真田蟲又屬超級大的那種，如果真的察覺體重減輕，那並不是變瘦，而是被榨乾了。病人自己能察覺的主要症狀包括下痢、腹痛與貧血等，有些真田蟲甚至能造成病患死亡。請記得，減肥從來就沒有輕鬆的方法。

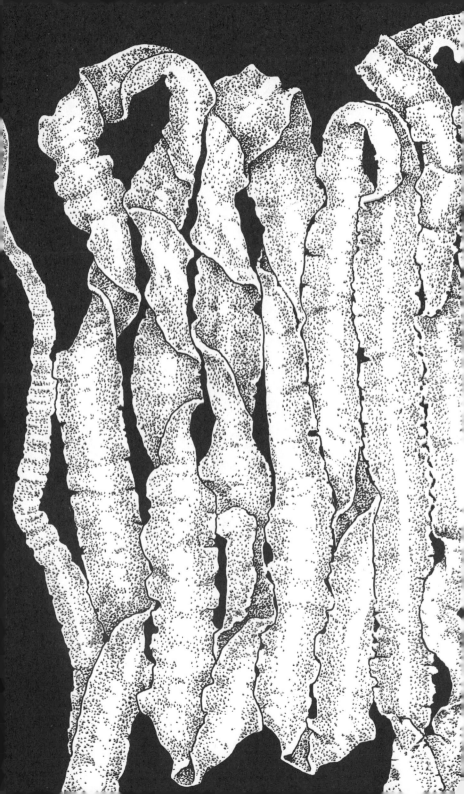

# 有鉤絛蟲

*Taenia solium*
有鉤条虫

分類：絛蟲類

體長：幼蟲 1 cm
　　　成蟲 2～3 m

中間宿主：豬
終宿主：人

分布：世界各地

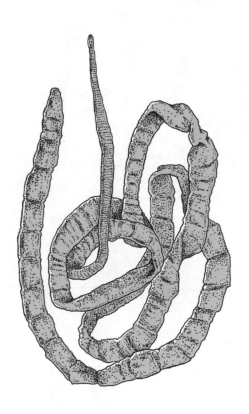

　　有鉤絛蟲這種寄生蟲，頭部有四個吸盤以及名為額嘴的構造，此構造上排列著具牽拉功能的鉤子（hook）。由於豬是中間宿主，使人因吃豬肉而感染此病，所以又被稱為豬肉絛蟲（pork tapeworm）。雖然大型成蟲可達數公尺長，不過成蟲僅在人的腸道內謹慎營生，這種程度並不會引起嚴重的症狀。在此寄生蟲上，幼蟲才是主要的問題。

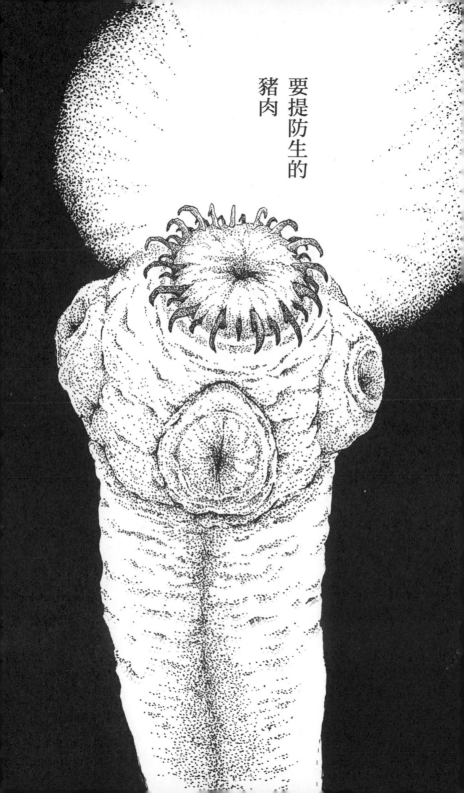

要提防生的
豬肉

患者若不慎食入自己糞便中的蟲卵，或成蟲的節片因故逆行至胃部，蟲卵就會在小腸孵化出六鉤幼蟲，從腸壁進入血液或淋巴，進而擴散至各組織，並發育成為橢圓形的囊蟲。當囊蟲寄生在皮膚或肌肉內部時，會製造出小指大的腫瘤並滯留該處。但若進到心臟、眼球、脊髓或腦等重要臟器時，事情就麻煩了。尤其是在侵入腦部時，將會壓迫腦，引起癲癇、腦水腫與麻痺等嚴重的症狀。

如果不想被有鉤條蟲寄生，那麼在食用豬肉的時候，就必須確實加熱使肉熟透。尤其是對於衛生管理無法管轄到的外國地區所供應的豬肉或野生山豬肉，務必加以提防。

豬會感染有鉤條蟲，是因為吃的飼料遭到含寄生蟲卵的人類糞便汙染所致。受到妥善管理的日本產豬肉，基本上並沒有這種寄生蟲。但是，就算豬肉未含有鉤條蟲，也仍有可能受到 E 型肝炎病毒或可導致食物中毒之細菌的汙染。二〇一五年，日本厚生勞動省再次禁止販賣或供應生食用的豬肉與內臟，特地這樣禁止生食，確實有其理由。

六鉤幼蟲

順道一提，有鉤條蟲的近親物種當中，有一種頭部前端不具鉤子的無鉤條蟲。這種條蟲並不會嚴重地危害健康。無鉤條蟲以牛為中間宿主，而人因食用未熟的牛肉而感染，所以被稱為牛肉條蟲（beef tapeworm）。

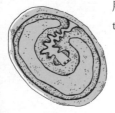

囊蟲

# 斜吻鉤頭蟲

*Plagiorhynchus cylindraceus*
プラギオリンクス

分類：鉤頭蟲類

體長：幼蟲 0.1 mm
　　　成蟲 15 mm

中間宿主：普通卷甲蟲、糙鼪鼠婦
終宿主：椋鳥

分布：歐洲、亞洲、美洲與非洲

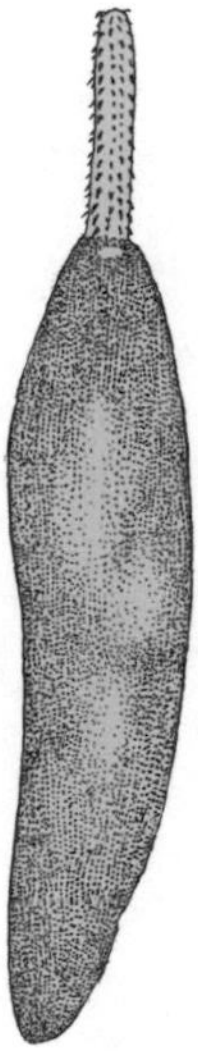

斜吻鉤頭蟲的幼蟲

操縱卷甲蟲的刺刺頭

鉤頭蟲中的斜吻鉤頭蟲，是一種以普通卷甲蟲為中間
宿主，以椋鳥為終宿主的寄生蟲。鉤頭蟲的身體細長，
前端有短頸以及細長的吻部。吻部有許多列彎曲的倒
鉤，用來勾住宿主的腸黏膜並固著其上。牠沒有口或
腸道，而是透過體表吸收流經宿主腸道的營養。

在具有中間宿主的寄生蟲當中，有些為了完成生活史，會讓宿主的行動產生變化，而斜吻鉤頭蟲就是這樣的寄生蟲。

斜吻鉤頭蟲為了要迎接成長的最後階段，必須得讓卷甲蟲被椋鳥捕食才行。但是，卷甲蟲平常為了避免被掠食者找到，都會待在太陽照不到的陰濕處。這樣一來，鳥要吃到牠們便不太容易了。就在此時，這種寄生蟲會驅使卷甲蟲採取某些輕率之舉。

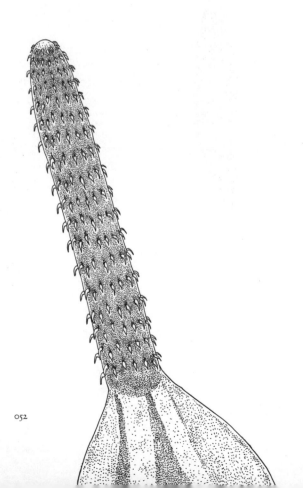

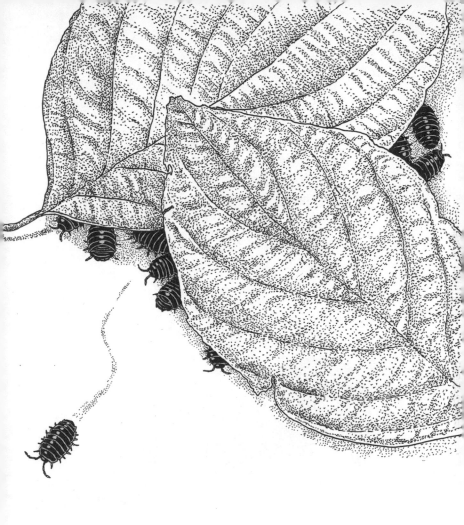

被斜吻鉤頭蟲的幼蟲寄生的卷甲蟲，不知道什麼原因，竟然在大白天裡，自己跑到明亮的地方，曝光在大庭廣眾下。運氣真好！食物輕易到手！卷甲蟲就這樣輕易地被找到後給吃了下去。鳥一吃下去，鉤頭蟲就在牠體內長為成蟲並產卵，卵隨鳥糞排出，而吃了鳥糞的卷甲蟲又被幼蟲感染。見識到了吧，此種鉤頭蟲的生活史就這樣完成了。

這種卷甲蟲的「自殺行為」，被認為是受鉤頭蟲的幼蟲操弄的結果。正如其他「操縱宿主」的寄生蟲那般，嚴格說來，這邊並不是指鉤頭蟲明確具有「操縱宿主」的意識。這是在漫長的時間中，經歷無數次演化的試誤後帶來的結果。此結果剛好有著「讓卷甲蟲前赴明亮之處」的特性，而對寄生蟲的繁殖帶來貢獻，於是此性狀便固定了下來。

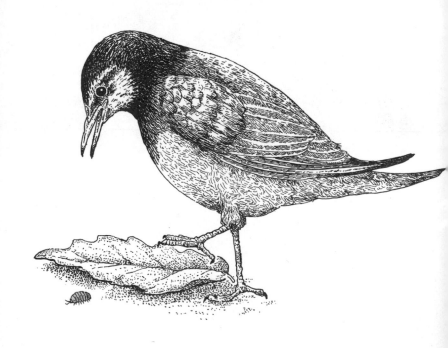

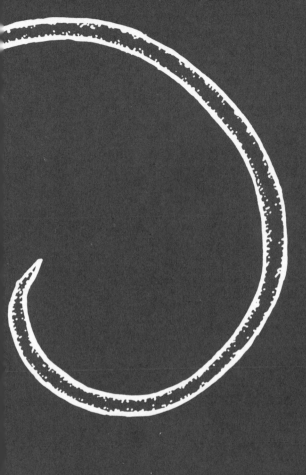

# 線形動物、類線形動物——

前後細長，呈圓筒狀且不具體節構造的動物。

線形動物已知的種類雖有兩萬八千種，但實際上恐怕超過一百萬種。

由於線形動物與類線形動物在形態與生態上都近似，而成為姐妹群。

# 鐵線蟲
## （日本鐵線蟲）

*Chordodes japonensis*
ハリガネムシ

分類：類線蟲類
體長：10～40 cm
宿主：螳螂
分布：日本

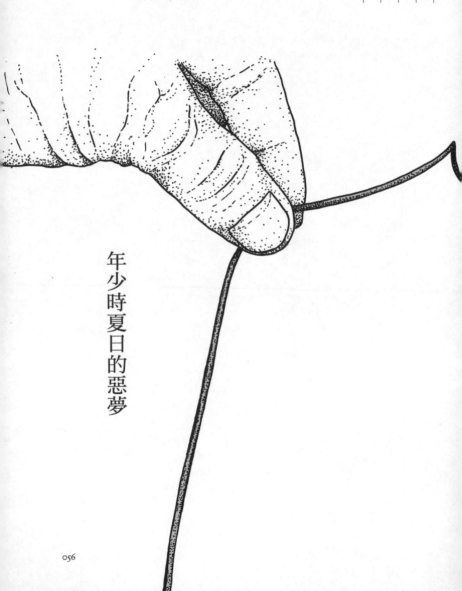

年少時夏日的惡夢

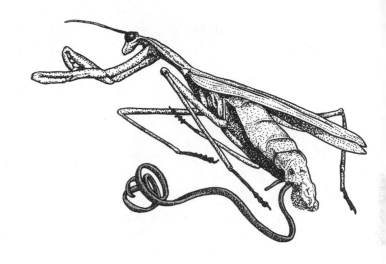

當你還是個小屁孩的時候，在夏季炎炎的日子裡，有
沒有和螳螂玩過「殘暴的遊戲」呢？不一會兒，好像
要勸阻這小屁孩似的，螳螂的屁股會啾嚕啾嚕地鑽出
一隻硬硬的、細細長長的、數十公分令人作噁的東西。
那個鑽出來的細長物體，長到原生物體內根本裝不
下，這種景況雖然猶如八○年代前後雷利・史考特
執導的電影氛圍，但這可不是雷利所創造的外星人，
而是一種名為「鐵線蟲」的生物。

鐵線蟲屬於類線形動物門鐵線蟲綱。其體表包覆有一
層角質，使其宛若鋼絲那般堅硬。若將感染有鐵線蟲
的螳螂腹部浸到水中，鐵線蟲就會一邊掙扎一邊從螳
螂的屁股鑽出。當牠順勢纏繞到手指上時，勢必會在
幼小的心靈上刻下慘烈的創傷。

鐵線蟲在宿主體內發育為成蟲之後就會離開，並在水
中過著獨立自由的生活。雖然有「鐵線蟲會從指縫鑽
入人體內喔」這類煞有其事的傳聞，但實際上至今尚
未傳出寄生於人體的病例，請安心吧。

# 海獸胃線蟲

*Anisakis simplex*
アニサキス

分類：線蟲類

體長：幼蟲～40 mm
　　　成蟲 5～20 cm

中間宿主：磷蝦
伺機宿主：鯖魚、鱈魚、烏賊
終宿主：鯨魚、海豚

分布：世界各地

等在目的地的不幸

日本最惡名昭彰的寄生蟲當屬海獸胃線蟲了，因生吃鯖魚或烏賊而感染的人相當多。海獸胃線蟲以鯨魚和海豚為終宿主，因此其生活史亦與海中的食物鏈息息相關。在終宿主的胃中發育好的成蟲產下的卵，會跟隨宿主的糞便一同排入海中，孵化的幼蟲則被作為中間宿主的磷蝦吃下。磷蝦被鯖魚等吃下之後，幼蟲就會在其內臟中聚集，等到作為終宿主的鯨魚將鯖魚吃下後，海獸胃線蟲就抵達終宿主體內，並得以發育為成蟲。

冒然闖入這個食物鏈中的就是「人」。人將被海獸胃線蟲幼蟲寄生的鯖魚捕獲並吃下，海獸胃線蟲因而無法抵達終宿主處，反而來到了人的胃中。被人吃下的海獸胃線蟲無法發育為成蟲，有的會用頭部鑽入胃壁或腸壁，結果引發過敏症狀。人們因為海獸胃線蟲引發的症狀而赴醫院就診，並藉由內視鏡前端的細針套組將之移除，被移除的海獸胃線蟲其一生就這樣結束了。說起來不覺得有點傷感嗎？

抵達正確終宿主的寄生蟲幾乎不會引發疾病。目黑寄生蟲館收藏了一只被大量海獸胃線蟲成蟲寄生的鯨魚胃壁標本，胃壁上附著了大量被吃下的海獸胃線蟲，若是人早就掛了，但在原本的終宿主鯨魚身上卻什麼事也沒有。改變了海獸胃線蟲的命運，為雙方製造不幸的，就是人類。

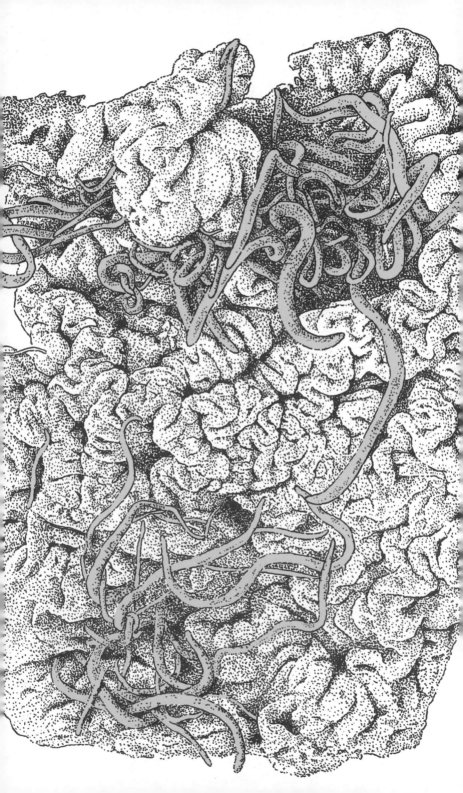

# 麥地那線蟲

*Dracunculus medinensis*
メジナ虫（ギニアワーム）

分類：線蟲類

體長：最長可達 100 cm

中間宿主：劍水蚤
終宿主：人

分布：非洲

在非洲大陸，可見到用木棒將從足部皮膚伸出的「繩子」小心翼翼地捲出的震撼景象。這將近一公尺長的繩子，其真實身分是線蟲類中的「麥地那線蟲」。麥地那線蟲的幼蟲潛藏在劍水蚤體內，當人們飲用含有劍水蚤的水時，即順勢入侵到人的體內，之後遂從腸道鑽入腹腔，經十二個月發育為體長約 1 公尺的成蟲。雌性成蟲會在宿主的足部皮下移動，且其體內孕育有幼蟲，會伺機將其釋放出來。

一旦變成這樣的狀態，患者的患部即會有大火中燒的灼熱感與疼痛感，亟需以水冷卻。此舉正中麥地那線蟲下懷——當患部浸於水中，雌蟲即毫不猶豫地將幼蟲產出。產出的幼蟲會被水中的劍水蚤吞食，遂達成了牠的生活史。由於患部的灼熱感與痛癢感，促使患者想將腳浸入水中而朝水塘移動——此為麥地那線蟲為了能將自身的幼蟲釋放至水中，蓄意使宿主朝有水區域移動的戰術。

由於病因來自水，因此該疾病的傳播多半以家族或社區為單位。感染造成的疼痛會造成農務勞動的困難，進而加劇貧窮問題。由於 WHO 等國際組織相繼提出對策，終於將過去每年三百五十萬名患者，銳減至現在每年只剩五百人的程度。今日，麥地那線蟲正遭到人類的持續撲滅。

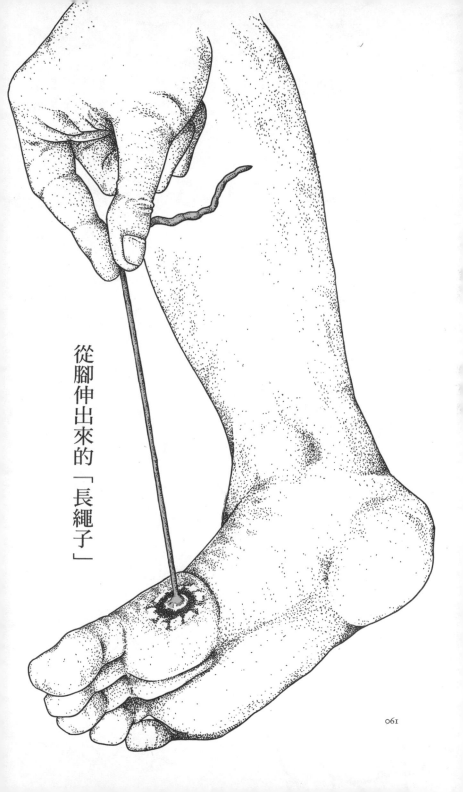

從腳伸出來的「長繩子」

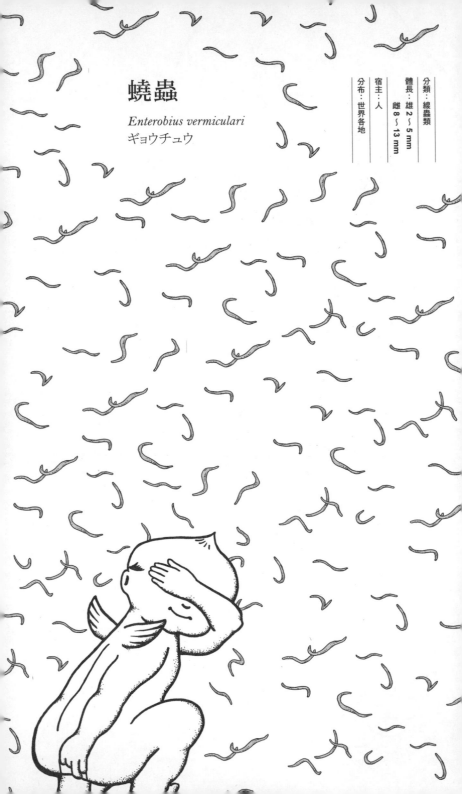

# 蟯蟲

*Enterobius vermiculari*
ギョウチュウ

分類：線蟲類

體長：雄 2～5 mm
　　　雌 8～13 mm

宿主：人

分布：世界各地

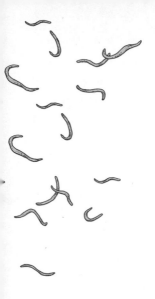

害臊的「丸和太郎」

還記得那幅蹲在地上用膠帶把屁股貼起來的小邱比特的畫像嗎？正確地說，他的名字並不是邱比特，而是「丸和太郎」*。讓他做出這種不雅動作的始作俑者，就是世界分布最廣的寄生蟲——蟯蟲。

蟯蟲外形就像白色的線頭，是線蟲的一員。成蟲寄生在宿主的盲腸內。子宮內貯滿了卵的雌蟲會趁宿主熟睡時，悄悄從腸道下行至肛門口，並在肛門周圍的皮膚上產下約一萬個卵。被大量產卵的肛門會產生搔癢感，而這正是蟯蟲的戰略。當宿主無意識地搔抓肛門時，卵就會附著在指尖，而後再度被運送至人的口腔。卵進入人體內之後，就會在十二指腸內孵化，幼蟲則會爬行至盲腸並發育為成蟲。

由於蟯蟲會在宿主睡眠期間出來產卵，因此早上起床就要直接用黏膠片黏貼肛門進行檢查。雖然被感染後肛門會癢到讓人睡不著，而且還會引起腹痛，但倒也不是什麼恐怖的寄生蟲。由於日本已徹底地進行篩檢，並實行驅蟲，因此現在寄生率不到 1%。

*編按：此指日本實施蟯蟲篩檢時，用來說明蟯蟲貼紙使用方式示意圖上的人偶（如左頁圖）。

# 旋尾線蟲
# 第十型幼蟲

*Crassicauda giliakiana*
クラシカウダ

分類：線蟲類
體長：幼蟲 5〜10mm
中間宿主：螢火魷、鱈魚
終宿主：鯨魚
分布：日本

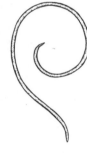

好想變成理想中的大人

說到屬於春天的味道，就讓人想到「螢火魷」。這食材在居酒屋等處，多是燉煮並以醋味噌佐味後端上餐桌，但印象中也有人直接生吃。近年發現，螢火魷身上有著旋尾線蟲的幼蟲。該幼蟲進入人體後，除了會在皮膚下徘徊移行且留下痕跡外，甚至會移動到眼球而引起非常可怕的症狀。為此，在生食螢火魷之前，如果不先將之冷凍且移除內臟是不行的。

無法進入預定的宿主體內是可憐的寄生蟲末路。由於進入了與預想不同的環境，因此不能發育為成蟲，只能維持幼蟲的模樣在人體內徬徨徘徊。在這種狀態下，要將旋尾線蟲取出非常困難，只能趁其尚在皮膚表層下時，以外科手術取出。

早先並沒有旋尾線蟲成蟲的資訊，在人身上發現的蟲即直接取名為「旋尾線蟲第十型（type X）幼蟲」。但根據最新基因定序分析的結果，發現在貝氏喙鯨（*Berardius arnuxii*）腎臟中的長型線蟲，即為旋尾線蟲成長後的姿態。也就是說，旋尾線蟲若想長成理想的大人，螢火魷就不能被人吃，而是得被貝氏喙鯨吃掉才行！

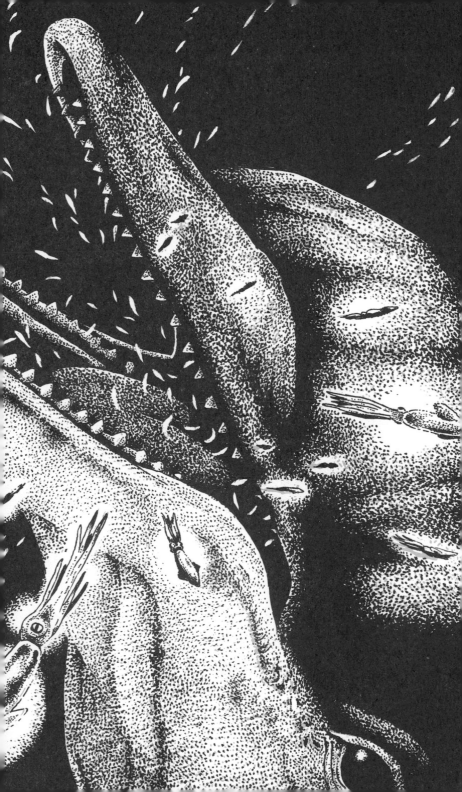

# 犬心絲蟲

*Dirofilaria immitis*
イヌ糸状虫（フィラリア）

分類：線蟲類

體長：雄成蟲 20 cm
　　　雌成蟲 30 cm

中間宿主：蚊子
終宿主：犬、貓、矇眼貂等

分布：世界各地

「犬心絲蟲症」是種愛狗的人都很熟悉的犬類疾病。這種會造成犬隻呼吸困難、腹水、貧血並導致衰弱而死亡等的恐怖病症，就是由犬心絲蟲這種寄生蟲所引起的。犬心絲蟲的成蟲會寄生在犬的心臟或肺動脈處，可成長至 20 ～ 30 公分，是外觀呈細長麵線狀的線蟲。

這種寄生蟲是以蚊子為媒介，乘風而來。雌蟲所產下的幼蟲會趁蚊子在犬隻身上吸血時進入蚊子體內。經過兩次蛻皮成長後，再於蚊子下次吸血時，自其口器於體表製造的傷口處入侵犬隻體內。絲蟲中也有名為「班氏絲蟲」這種以人為終宿主的物種，同樣也是以蚊為媒介而寄生在人身上。明治維新的發起人──西鄉隆盛在出巡時總是不騎馬而坐轎子，其實就是班氏絲蟲引起的象皮病造成其陰囊腫大，讓他不得不棄馬坐轎。

犬心絲蟲在犬隻體內發育為成蟲後，即使用藥驅除，其屍骸也會阻塞血管而引起重症。不過，如果能事先服藥（殺死入侵的幼蟲），幾乎能百分之百阻止其發生。也就是說，如果愛犬遭絲蟲寄生，那就是飼主的責任了。為了能與愛犬歡度時光，希望愛狗的人能夠多注意此種寄生蟲。

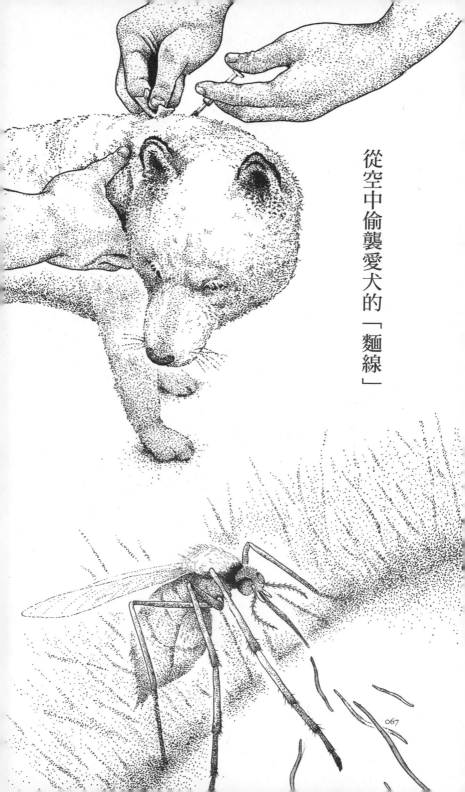

從空中偷襲愛犬的「麵線」

# 松材線蟲

*Bursaphelenchus xylophilus*
マツノザイセンチュウ

分類：線蟲類

體長：成蟲 0.9 mm

宿主：赤松、黑松

分布：世界各地

與天牛狼狽為奸，成就「松樹萎凋病」

右頁圖內可見松樹幹中蛻皮不久的天牛，其周圍聚集著許多寄生蟲⋯⋯。

一到秋天，除了北海道之外，日本各地的松樹都有枯萎的情形。原本「松樹萎凋病」被認為是由一種松斑天牛（*Monochamus alternatus* Hope），也就是所謂「吃松蟲」這種昆蟲所引起的，直到最近才真相大白：其實是外來的松材線蟲從天牛啃食松樹皮時造成的傷口乘機而入，以松樹細胞為食，使松樹無法運送從根部吸收的水分，導致整棵松樹凋萎。

天牛會被這種凋萎的松樹吸引，且在其上交配與產卵。隨著幼蟲成長，化蛹且變態為成蟲時，這種線蟲早已經聚集在周圍，由氣門（氣孔）* 進入天牛體內。當有線蟲附著的天牛在松樹林內，再度啃咬下一棵健康的松樹樹皮時，線蟲又會從該傷口處侵入松樹中。這樣一來，松木林裡的松樹就會一棵接著一棵枯萎。

託天牛的福，線蟲得以一再移動到下一棵健康的松樹。另一方面，天牛也因為線蟲使健康的松樹凋萎，於是增加了產卵的場所。該線蟲雖是以松樹為宿主的寄生蟲，但同時也與天牛建立起互利共生的關係。松樹的天敵，正是由這兩種生物攜手組成的異種拍檔，要阻止其勢力擴大相當困難。

*譯注：氣門，或作氣孔，為昆蟲的呼吸器官之一，通常位在昆蟲腹部兩側，連接氣管。

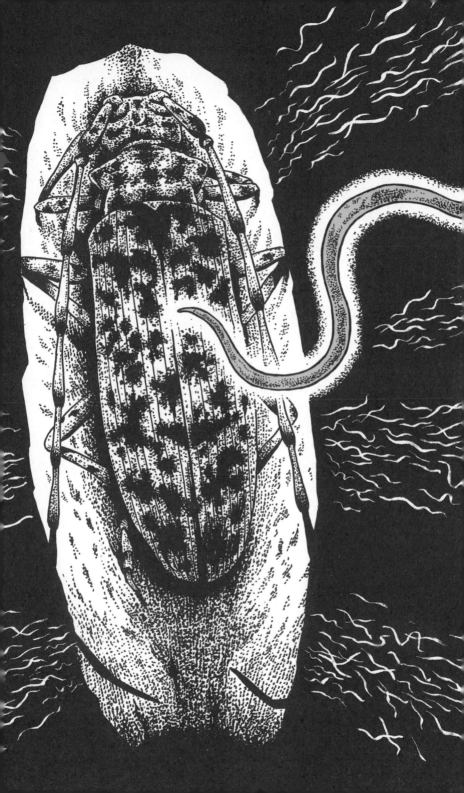

# 蛔蟲

*Ascaris lumbricoides*
カイチュウ（ヒト回虫）

分類：線蟲類
體長：雄成蟲 20 cm
　　　雌成蟲 30 cm
宿主：人
分布：世界各地

蛔蟲是體長可達 20 ～ 30 公分的大型線蟲，由於很容易以肉眼觀察到，因此早在古希臘時代此寄生蟲就已為人所知。即使到了現在，世界上仍約有十四億人被此蟲寄生——相當於全球總人口的五分之一。

隨著糞便一同排出的蛔蟲受精卵，在土壤中發育為成熟卵後被人吃下肚，而後幼蟲孵化，從小腸經過肝臟到達肺部後，再沿支氣管上行，並再度經口腔吞嚥回到小腸。經數個月於體內進行複雜的巡迴後，終於發育為成蟲。在接下來離大限尚有一～兩年的時間裡，雌蟲會讓占蟲體大部分空間的生殖器官全力運作，使其一天可以產下二十萬顆卵。少數蟲體若在小腸中老老實實地待著，人不致有大礙，一旦誤入膽管或闌尾，就會引起劇烈的腹痛。

日本在二戰後約有 70% 的國民被此蟲寄生，幾乎可稱做是國民病了。但自從不再使用人的糞便而改用化學肥料栽種蔬菜，加上沖水馬桶普及後，蛔蟲要寄生在人身上就變難了。原以為蛔蟲已經被驅除，近來又見到因食用進口生鮮蔬菜而遭感染的例子。此外，豬隻的糞尿尚未處理完全，就直接拿去對有機蔬菜施肥，結果使人感染豬蛔蟲的例子也不少。切也切不斷，人與蛔蟲的關係還在繼續進行著。

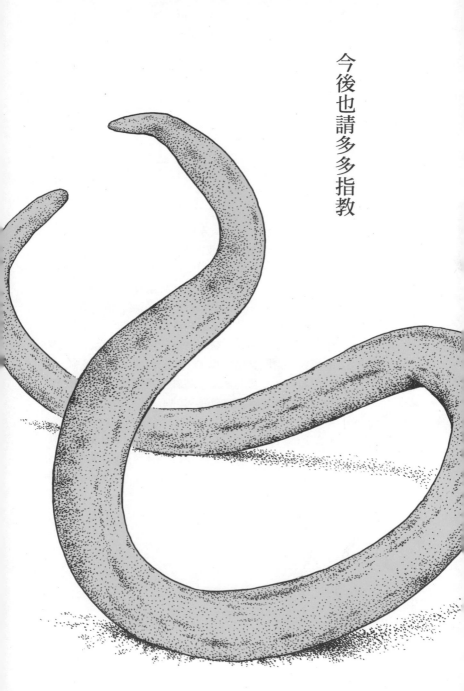

今後也請多多指教

# 浣熊蛔蟲

*Baylisascaris procyonis*
アライグマ回虫

分類：線蟲類

體長：雄成蟲 10 cm
雌成蟲 20 cm

宿主：浣熊

分布：北美洲

「我的朋友」的朋友

原生於北美的浣熊，表情和舉手投足都令人喜愛。一九七〇年代，受到電視播放的動畫作品影響，那段時期每年都有數千頭作為寵物的浣熊被引進日本。*但是，現在那些被丟棄的，或從養育設施逃出來的浣熊在野化之後，便在日本全國大量繁殖。不僅危害農作物，侵入民宅且到處撒滿糞尿，相關災情不斷傳出。浣熊雙手很靈活，不僅能夠輕易打開門閂，且成群活動時性情十分凶猛，原本就是一種不太適合作為寵物的動物，這點真是失算了。在前面提及的動畫中，浣熊起初作為「我的朋友」時就很難應付了，最後終究也只能把牠放回森林裡去。

*譯注：這邊的動畫，指的是日本動畫公司改編自史坦林·諾斯（Sterling North）的動畫作品《小浣熊》（或作浣熊拉斯卡爾，あらいぐまラスカル），於一九七七年開始於電視臺播放。

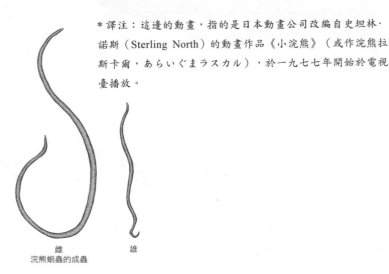

雌　　雄
浣熊蛔蟲的成蟲

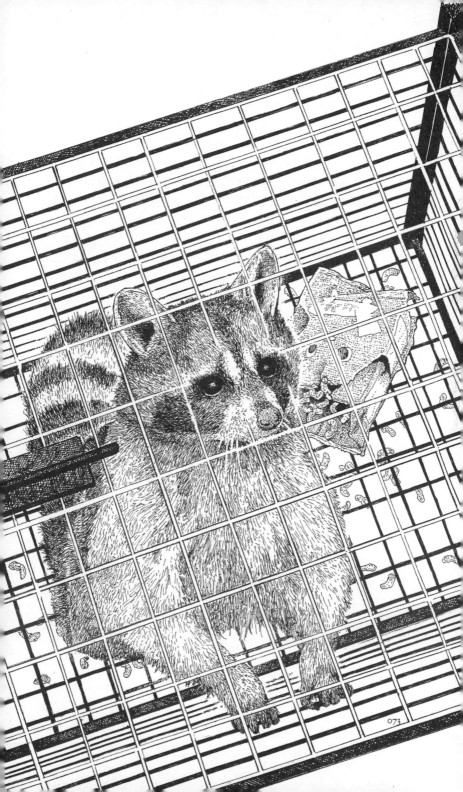

在這種浣熊的消化道內寄生的，就是浣熊蛔蟲。該寄生蟲若在原本的宿主浣熊體內待著，則不太會引起什麼明顯的症狀，但若蟲卵或幼蟲誤入其他的動物時，就會引起相當大的問題。舉例來說，若是寄生於人、猴子、兔子與松鼠等動物時，幼蟲就會在宿主體內到處移動。這就稱為幼蟲移行症。雖然犬蛔蟲和貓蛔蟲也會引起這種幼蟲移行症，但因為浣熊蛔蟲的幼蟲有 2 毫米，體型較大，且有移行至腦或眼球的特性，因此症狀會特別嚴重。雌蟲在消化道中一日約產出數十萬顆卵，卵隨浣熊的糞便一同排出，許多的孩童或獵人即因接觸到摻有糞便的泥土而感染此蟲，在美國也有患者因此失明或死亡的病例。

現在根據外來生物法規定，浣熊被指定為「特定外來生物」，除研究目的外，禁止攜入日本或在日本國內販售。如今國內野生的浣熊雖然並未確認是否有浣熊蛔蟲的寄生，但過去曾在動物園的浣熊檢查出此寄生蟲，因此無法保證浣熊蛔蟲日後不會在日本國內擴散。對於在動物園等展示設施中飼育的浣熊，都要徹底經過檢查，而對於野生浣熊則應避免直接接觸，同時也要注意不可靠近其排便的區域。

不只限於浣熊蛔蟲而已，由於飼養國外珍稀生物一事蔚為風潮，先前在日本國內不曾存在的寄生蟲，可能會和宿主一同被帶進來。輕率地移入動植物，不但原本就會造成生態系的劇烈改變，還會有引入新病原體的可能性，希望大家確實有此認識。

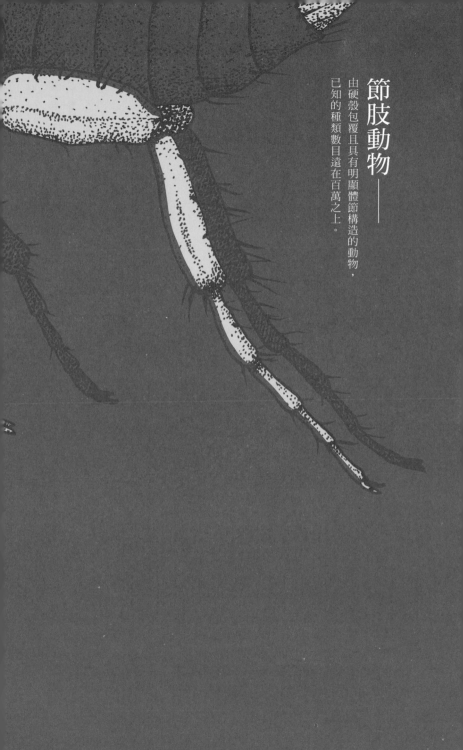

節肢動物──
由硬殼包覆且具有明顯體節構造的動物，
已知的種類數目遠在百萬之上。

# 扁頭穴蜂

*Ampulex compressa*
エメラルドゴキブリバチ

分類：昆蟲類
體長：20 mm
宿主：蟑螂
分布：熱帶地區

橢圓形軀幹映著黑色光澤，爬行時發出嘰擦嘰擦聲的腳，纖細又動個不停的長觸角，跑得飛快，偶爾飛一飛。這隻令現代人嫌惡的昆蟲，便是蟑螂。多數的蟑螂住在森林中，但舉凡有人生活的環境都有其蹤跡。其環境適應力可用「即使整個地球上的人類都滅絕了，蟑螂也絕不會滅絕」這句話來形容。

但，連這樣頑強的蟑螂也有天敵，那就是扁頭穴蜂。其犀利的外骨骼透著青綠色的金屬光澤，這種小型蜂廣泛地分布在熱帶區域。這種蜂將活生生的蟑螂當作幼蟲的飼料來繁衍後代，手段可說是殘忍至極。

扁頭穴蜂的雌蜂會在蟑螂身上刺兩針。首先在大面積的胸部神經節部分刺第一針，使蟑螂停止行動。一旦動作停止，就會對腦部進行第二次精確的刺擊。頭部被刺擊的蟑螂會放棄逃竄，而且開始有四肢癱瘓的現象。這是因為流入腦內的毒素有麻痺反射性逃離的效果。當蟑螂變乖巧之後，穴蜂就會用顎將牠的兩根觸角削短，但這究竟是為了要從斷掉的觸角吸啜體液，以便補充格鬥中消耗的體力呢，還是為了要調整注入蟑螂體內的毒液量，以維持其生死參半的狀態？到目前都還不清楚。

殘酷的蟑螂殺手

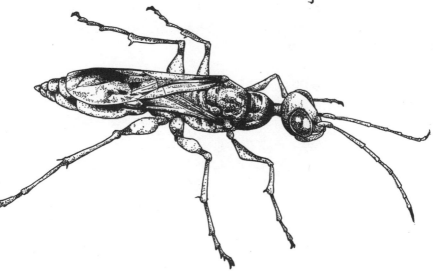

在此之後，穴蜂會牽著蟑螂的觸角將其帶回巢穴內。封鎖反射性逃避的原因就是要讓體型較大的蟑螂維持可自行步行的能力。蟑螂乖乖地被牽著走向穴蜂巢穴後，其身體表面就會被產下的卵附著。穴蜂為了不讓其他動物將蟑螂吃掉，會將巢穴入口用石頭塞起來，並就此飛去。

從卵孵化出來的幼蟲會將蟑螂的腹部咬破後入侵其體內，一邊享用內臟一邊成長。不久在蟑螂體內化為蛹的幼蟲，會在破蛹後飛離巢穴，留下被吃乾抹淨、徒剩外骨骼的蟑螂屍體。被活活啃食內臟的蟑螂會不會很痛苦呢？不是當事者的我們很難知道。像這樣作為宿主的蟑螂被扁頭穴蜂寄生後必然死亡的情形，通稱為「捕食性寄生」。

我們打從心底討厭蟑螂的生態或外貌。不過，若看到被扁頭穴蜂以這種手段對待的蟑螂，或許不禁會心生同情。從明天開始，看待牠們的目光多少會變得溫柔些吧。

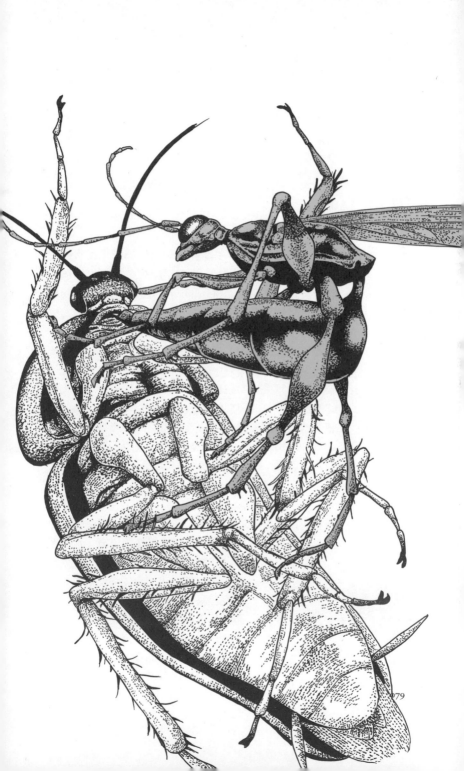

# 人膚蠅

*Dermatobia hominis*

ヒトヒフバエ

分類：昆蟲類

體長：成熟幼蟲 18 mm ～ 24 mm
　　　成蟲 12 ～ 18 mm

宿主：人、其他哺乳類、鳥類

分布：中南美洲

從人的皮膚鑽出的蠅

在電影《異形 2》中，從異形母后的卵孵化而出的抱
臉體（facehugger）會將幼體產於宿主身上，於宿主
體內發育成破胸體（chestburster）後，再將胸部咬破
竄出。雖然「異形」是虛構的，但如果有機會造訪中
南美洲，就必須要十分提防在現實中潛入你體內的入
侵者了。狂蠅科的人膚蠅，正如其名，是會在人類皮
膚內側啃咬的恐怖寄生蟲。雌人膚蠅的成蟲會在蚊子
或虻等吸血昆蟲的腹部產卵，當吸血昆蟲在吸啜人類
的血液時，位於腹部的卵就會孵化為人膚蠅幼蟲，從
刺穿的傷口侵入皮膚。幼蟲在溫暖的皮膚當中，一邊
啃食身體組織，一邊花費數個月時間成長。充分地長
肥長壯之後，就從侵入的孔洞爬出，落到地面上，於
土壤內化為蛹後，羽化為成蟲。

所幸，人膚蠅的幼蟲遠比破胸體小得多。寄生部位也
因為僅限於皮膚之下，就算在成長後爬出來，也不至

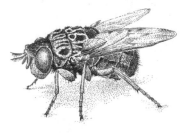

於造成宿主死亡。即使如此，在幼蟲
寄生的時期，患部會既痛又癢，相當
難受。被寄生時的治療方式，就是透
過外科手術取出。說是手術似乎誇大
了些，大抵上就是在侵入口看見幼蟲
露出的一部分身體後，以鑷子夾取並
拉出來，問題就解決了。

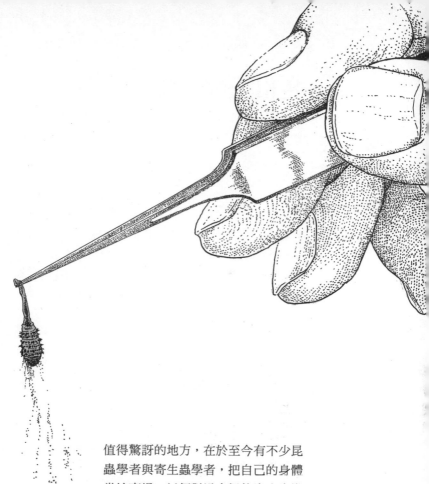

值得驚訝的地方，在於至今有不少昆
蟲學者與寄生蟲學者，把自己的身體
當培育場，以便對這古怪的寄生蟲進
行飼育實驗。這究竟是要滿足純粹知
識上的探求之心，抑或是想營造人膚
蠅在身上「生產」的武勇傳奇，遂行
的魯莽之舉呢？

讓人在意的是，許多提供自己的身體進行實驗的學
者，據說會隨著皮膚下幼蟲的成長而「逐漸湧現出『想
要保護好這孩子！』這樣的心態」。雖然不太願意這
樣想，但搞不好這種寄生蟲不只是會啃食人的肉而
已，說不定連我們本能當中已然具備的母性都能拿來
利用。

# 名和氏蟬寄蛾

*Epipomponia nawai*
セミヤドリガ

分類：昆蟲類

體長：幼蟲 0.8 mm～10 mm
成蟲 8 mm

宿主：暮蟬

分布：日本、韓國、臺灣

暮蟬鳴起時

在夏季的白晝或傍晚的昏黃時刻，於村莊附近的杉樹及檜樹的造林地或神社林＊中，可以聽見「喳喳喳」的蟲鳴聲。這些鳴叫的蟲正是暮蟬，而在宛如陣雨聲般的群蟬鳴叫聲中，也許就有名和氏蟬寄蛾這種寄生蟲。

名和氏蟬寄蛾是一種幼蟲會寄生在暮蟬上的罕見蛾種。一八九八年，自稱為「昆蟲翁」的業餘昆蟲研究者──名和靖──發現了成蟲。一九○三年，在名和昆蟲研究所發行的昆蟲學雜誌《昆蟲世界》上，首度將此蟲介紹給外界。

名和氏蟬寄蛾的幼蟲數量多的時候，會有六到八隻同時寄生在暮蟬的成蟲身上。若僅有這數量的幼蟲攀附其上，宿主雖然會因為額外的負擔與被奪取的營養而受到不小的傷害，但並不會發現什麼顯著的負面影響。幼蟲吸吮宿主的體液，直到長為身體覆蓋有純白色蠟質的五齡幼蟲。成熟的幼蟲會藉由口中吐的絲垂降，並尋找合適的地方作繭。此時，幼蟲會用口咬下身上生出的毛，在身體周圍製造白色牆壁，於壁內將繭完成後化為蛹。羽化成蟲的壽命約四到五天，在此期間完成產卵。不可思議之處是，成蟲幾乎都是雌性，如何在沒有交尾的狀況下遂行產卵呢？詳細的情形仍不清楚。蟲在卵中過冬，隔年當暮蟬再度鳴起時，即從卵中孵化並寄生於宿主上。

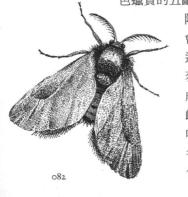

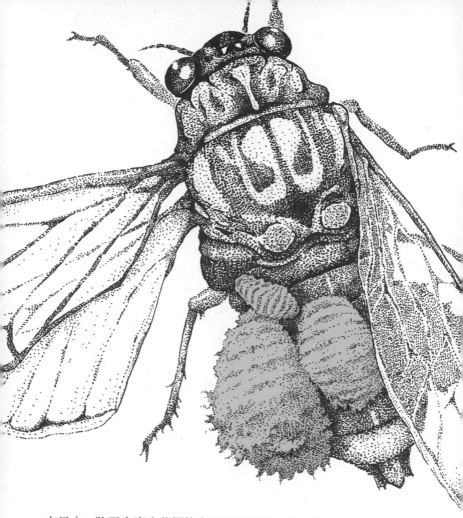

在日本，除了會寄生暮蟬的名和氏蟬寄蛾之外，也有
寄生於螻蛄的螻蛄寄蛾。只是，關於螻蛄寄蛾，僅有
東京的石神井在一九五四年採集到（被當作是）幼蟲
的單一個體，沒能找到成蟲，因此也並未被賦予學名。
是該物種真的如此罕見呢，抑或是一九五四年即為其
盡頭，之後就滅絕了也不一定。自詡為不二人選的人
哪，要不要試著找找看這個「夢幻寄生蟲」呢？

*譯注：神社林：指日本神社（有時包含其附隨建築物、參
道與其他人為築造之空間）周圍的森林。神社林由於其特殊
的角色與功能，在日本通常都受到良好的維持與保護。

# 臭蟲
（日文名：南京蟲／床蝨）

*Cimex lectularius*
南京虫(トロジラミ)

分類：昆蟲類
體長：5～7 mm
宿主：人
分布：世界各地

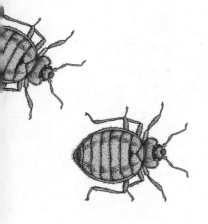

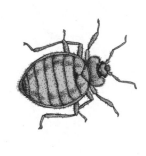

今夜就是不讓你睡！

臭蟲是近代至現代間從國外來到日本的。雖然稱呼其為「蝨」，但其實不屬於蝨目，而是半翅目。名字前面的「南京」一詞，單純表示牠是「外來的」而已，並非指出它是「來自中華人民共和國江蘇省南京市的蟲」。牠們之所以千里迢迢遠渡重洋而來，說穿了不過就是為了吸人血。

一旦被臭蟲叮咬，就會出現劇烈的搔癢症狀，嚴重時無法入睡，因此才給牠一個別稱：「床蝨」，英文也用「bedbug」來稱呼它。從前日本常會有類似「住在

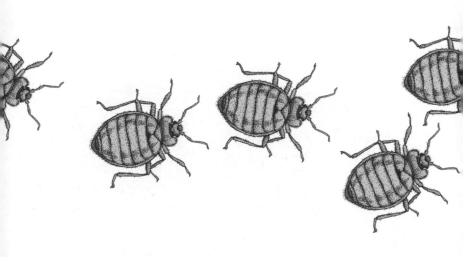

便宜的旅店，但被臭蟲騷擾到不行，直到清晨都沒能
睡著」這樣的描述。不過，在昭和年代末期，臭蟲幾
乎被驅盡，有段時間沒再發現過。但臭蟲依舊在其他
國家肆虐，尤其已有具抗藥性的臭蟲出現，因此旅行
時務必特別注意。近年來臭蟲似乎伴隨著人員與物資
的輸入而從國外入侵，因此日本境內再度有疫情傳出。

與同床共枕的伴侶激烈擁吻，一夜沒睡，通常是件令
人無法抗拒的事，但如果索吻的對象是臭蟲，最好還
是敬而遠之吧。

# 人蚤

*Pulex irritans*

ヒトノミ

分類：昆蟲類

體長：1.5～3 mm

宿主：哺乳類、鳥類

分布：世界各地

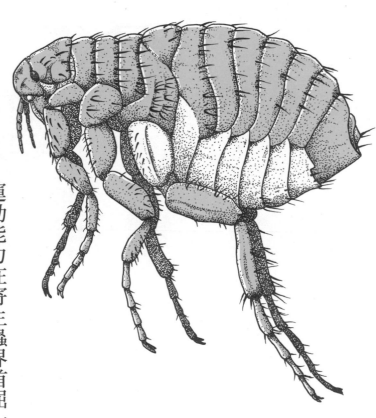

運動能力在寄生蟲界首屈一指

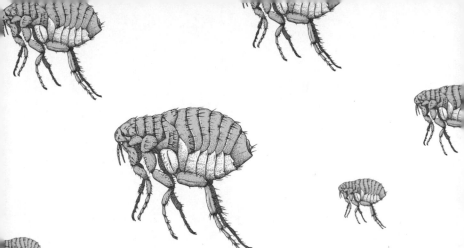

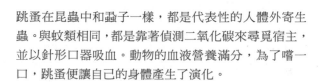

跳蚤在昆蟲中和蝨子一樣，都是代表性的人體外寄生蟲。與蚊類相同，都是靠著偵測二氧化碳來尋覓宿主，並以針形口器吸血。動物的血液營養滿分，為了嚐一口，跳蚤便讓自己的身體產生了演化。

被甲殼包覆且左右扁平的流線形身體，是為了便於在宿主的體毛間移動而特化的。此外，一般認為蚤類的祖先應該具有翅膀，只是在體表移動時，翅膀可能會被體毛纏絆影響行動，所以就退化了。取而代之的是演化後與其輕盈的體重不成比例的腳力，一次跳躍就如砲彈般，可跳出數十至數百倍體長的距離。

歷史上曾經有人看上跳蚤這種高超的運動能力，組成了一支「跳蚤馬戲團」，讓跳蚤拉拉馬車模型或者跳跳舞，表演雜耍給人們觀賞。但和狗或猴子的雜耍技藝不同，跳蚤們就只會反射性地飛躍。畢竟跳蚤生存的目的，基本上就只是吸血和繁殖而已。

以貓為宿主的叫作「貓蚤」，以狗為宿主的叫作「狗蚤」，以鼠為宿主的叫作「鼠蚤」，看來蚤類吸血的對象雖有許多種類，但大部分都還挺柔軟的。

# 蠕形蟎

*Demodex folliculorum / Demodex brevis*
ニキビダニ

分類：蟎蜱類
體長：0.2～0.4mm
宿主：人
分布：世界各地

你的臉上一定也有

你的臉上有一種寄生蟲，在你懂事之前就已經常伴在側，那就是蠕形蟎。蠕形蟎棒狀的身體前方，生有四對八隻短短的腳，是體長約 0.2～0.4 毫米的微小的蟎。那細長的身體，寄生在毛細孔內側的毛囊與皮脂腺，以細胞為食。人的臉上有兩種蠕形蟎，一種是在單一毛囊內有五、六隻成群寄生的毛囊蠕形蟎，另一種是在皮脂腺內獨自寄生的，身體較短的皮脂蠕形蟎。牠們寄生在世界各地的人臉上。

日語的「ニキビダニ」（面皰蟎）中雖然有「ニキビ」（面皰）一詞，但牠未必寄生於面皰，反而也存在於健康臉部的各部位。由於牠會幫忙吃掉並分解多餘的皮脂或細胞，因此能協助皮膚維持在正常平衡狀態，但若在皮膚上使用會抑制免疫系統功能的類固醇外用藥，該蟲即增殖，臉部便會冒出紅色的痘子來了。

蠕形蟎藉由人類彼此短暫的肌膚接觸進行感染，多數的新生兒會染上原本寄生於親人的蠕形蟎。就這樣，在人的臉上不斷拓展棲息範圍的蠕形蟎，在漫長的時間裡陪伴著人類，也與人類一同演化。也因如此，把寄生在世界各地人們臉上的蠕形蟎 DNA 加以比較，就能探索人類的演化系統，讓研究可以向前推進。

「竟然有這種奇形怪狀的生物棲息在自己的臉上，這誰受得了啊！」大概會有人這樣想吧！但是，蠕形蟎在你出生時，初次被親人擁抱時，就已經一直和你在一起了。如今也別動什麼壞心眼，日後彼此好好相處吧！

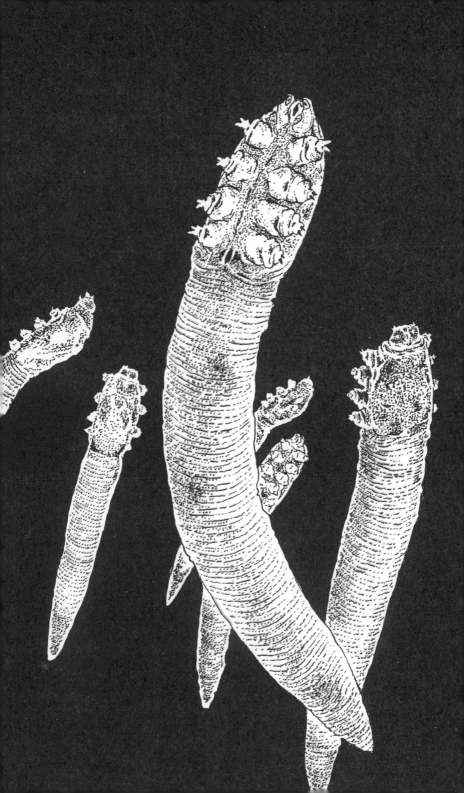

# 龜形花蜱

*Amblyomma testudinarium*
タカサゴキララマダニ

分類：蜱類

體長：6～7 mm，
吸飽血時最大可至 30 mm

宿主：哺乳類、鳥類

分布：日本

一旦咬住，
不吃飽喝足不罷休。

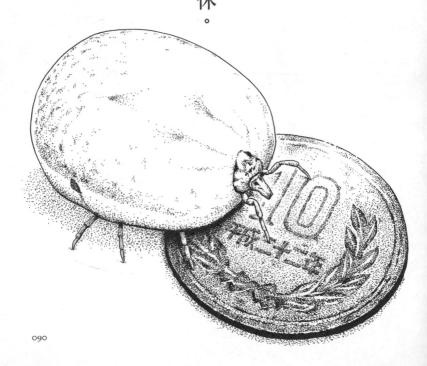

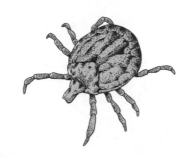

潛藏在山林或草地，毫無聲響地掉到你肌膚上的蜱（壁蝨），是一種與其說是昆蟲不如說更像是蜘蛛或蠍子的生物。體型小的只有 0.1 毫米左右，大則超過 1 公分以上，有各式各樣的種類。而其中既大又具有堅硬殼質的，即屬硬蜱的成員。他們是種「外寄生蟲」，會使用外形如剪刀的顎體口器將皮膚切開，以布滿鋸齒的口下板片突起處刺入傷口中吸血，以此營生。

從卵孵化出的硬蜱幼蟲，在宿主身上持續叮咬並吸血後，會落至地面蛻皮成為稚蟲，稚蟲會再度叮咬且於宿主體表吸血，並再次落至地面發育為成蟲。成蟲又會再繼續至別的宿主身上吸血，然後掉落。交配後的雌性成蟲充分吸血後，會在土壤中產下三百～一千個卵後死亡。

硬蜱的幼蟲、稚蟲與成蟲各階段的發育，各需耗費數日至一個月不等的時間，直到饜足之前，都會在宿主身上持續吸血。吸血至最大量的狀態，稱為「飽血」，身體脹大到完全變形，體重也會達到原來的一百倍。由於被硬蜱吸附並不會有明顯的症狀，因此通常都是等到蜱變大隻，才會發現自己被咬了。在吸血過程中，偶爾會伴隨著病毒或細菌感染，十分麻煩。

左頁圖可見從人身上吸血，最後變得和十元硬幣等大的一種硬蜱：龜形花蜱。這是日本最大的蜱。目黑寄生蟲館有實物展示，請務必親自前往觀賞。

# 宿貝海蜘蛛

*Nymphonella tapetis*
カイヤドリウミグモ

分類：悉腳類

體長：幼體 0.1 mm～5mm
成體 6～10 mm

宿主：菲律賓簾蛤、竹蟶、
方形馬珂蛤等

分布：日本各地

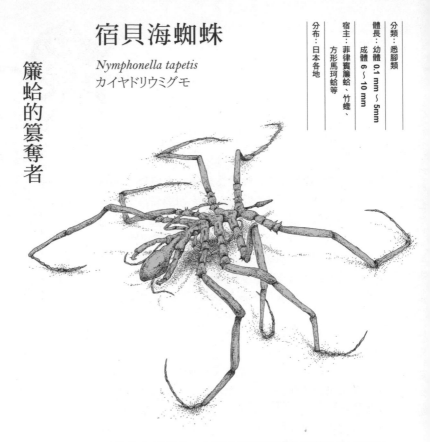

二〇〇七年夏天，在東京灣從事採收簾蛤的漁夫們發出了慘叫聲。日本其中一處主要的簾蛤採收海域——千葉縣木更津市海濱，碼頭邊竟有大量簾蛤的屍體被海浪拍上岸來。

簾蛤有海星、扁玉螺和棉花薄泡螺等天敵，但這次迫使簾蛤大量死亡的，是突發性大量出現的宿貝海蜘蛛。海蜘蛛雖然擁有細長的八隻腳，而被冠上「蜘蛛」之名，但卻不是陸生蜘蛛的近親。這種軀體嬌小，長腳引人注目的東西，是被稱為悉腳類（Pantopoda）的海生節肢動物。宿貝海蜘蛛在幼體時，會寄生於簾蛤、竹蟶、方形馬珂蛤等雙殼貝。孵化出的幼體入侵

簾蛤後，吸吮宿主的體液成長，不久長為成體後就從宿主體內爬出，在海底的沙地過上自由的生活。而被海蜘蛛寄生的簾蛤，不只是營養被奪去，且從水管通往鰓的水流受阻導致呼吸困難。若好幾隻海蜘蛛不知分寸地寄生於簾蛤的話，不久簾蛤就會衰弱而死。

二〇〇七年在千葉被發現的宿貝海蜘蛛，隔年又在愛知縣的三河灣，接著又在福島縣的松川浦大量出現，於是在這些地方的漁場中棲息的簾蛤，體液都被吸得一乾二淨。實際上，在海蜘蛛大量出現的前一年，木更津的簾蛤產量接近三千噸，到了二〇〇七年剩下一千七百五十噸，二〇〇八年由於並未施行放流措施*，因而銳減至三百噸。

而偉大的人類可不會默默地看著簾蛤就這樣被海蜘蛛奪去。原本由於罕見而不甚明瞭的海蜘蛛生態，其研究有了急速進展，對抗的策略也接連被提出。例如避開海蜘蛛的寄生時期進行簾蛤的放流，或是將雙殼貝從大量出現海蜘蛛的海域中移走，讓對方兵糧短缺，或是使用拖曳鏈來碾殺沙地中的海蜘蛛成體，或是以船牽引拖曳網來捕獲海蜘蛛*，或是放流會捕食海蜘蛛的橫濱擬鰈等，想得到的策略都一一擬定並付諸行動。不過，到現在海蜘蛛仍未能根除。徘徊在簾蛤旁的海蜘蛛，與水產業者之間的激烈攻防，至今依舊持續著。

*譯注：放流：指的是將人工培育至一定大小的稚貝，放流至適於該貝類發育成熟的場所，以便改善或增加當地產量的措施。

*譯注：拖曳鏈：指的是二〇〇八年，由千葉縣水產綜合研究所開發的拖曳型鏈條，鏈條呈現格狀或鑽石柵狀，置於海底沙地上，並以船隻拖曳於海蜘蛛大量出現的海域。有時配合捕捉海蜘蛛用的拖曳網施行，而拖曳網也可採取海蜘蛛成體，以便進行相關研究。

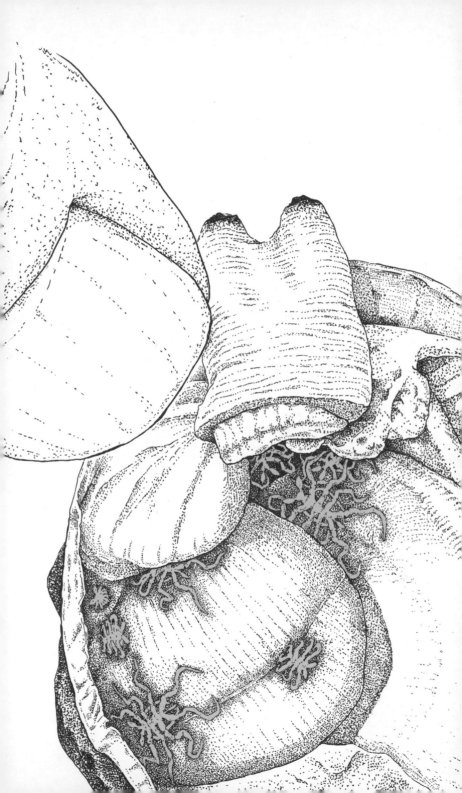

# 鯨蝨

*Cyamus boopis*
クジラジラミ

分類：端足類
體長：最大約 20 mm
宿主：鯨、逆戟鯨、海豚
分布：不明
（推測與鯨魚的分布相同）

在海中與鯨魚結伴旅行

鯨魚是地球上體型最大的生物。在巨大的體表上，以藤壺為首，有各式各樣的生物在其上生活，鯨蝨就是其中一種。沒有眼柄的小眼珠附在鮮奶油色的身體上，還有呈放射狀開展的頭部附肢及六對步足，層層疊疊、密密麻麻地緊貼在鯨魚的體表，對這種畫面毫無辦法的人，應該會不由得全身起雞皮疙瘩吧。雖然名為「蝨」，但和寄生在人類頭皮上吸血的頭蝨不同，它並非昆蟲，而是與鉤蝦目（Gammaridea）或麥稈蟲（Corophiidea）同屬於端足目的夥伴。

鯨蝨以鐮刀狀的腳將自己牢牢固定，並啃食宿主的表皮，這一定很癢吧。鯨魚在海面上豪爽地跳躍，讓自己的身體猛烈地拍擊水面這種稱為「鯨跳」（breaching）的動作，據說就是為了將鯨蝨拍落。

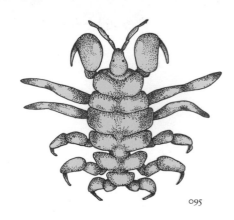

鯨蝨跟著洄游性的鯨魚，有時要耐受住數千公尺潛降時的水壓，有時又要撐過鯨跳時的凌遲，最後還要在鯨魚的體表上迎接人生終點。由於鯨蝨不善於泳動，若要進行宿主間的移動，只能趁母鯨魚在哺育小鯨魚的時候進行。若鯨蝨待在同一隻鯨魚體表上重複進行世代交替，就會產生獨自的突變與演化。因此，只要調查鯨蝨的遺傳基因，或許就能瞭解其宿主鯨魚所屬的群系。

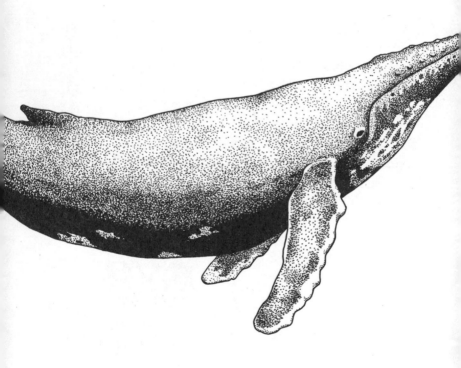

（右）附著在鯨魚體表的藤壺和鯨蝨

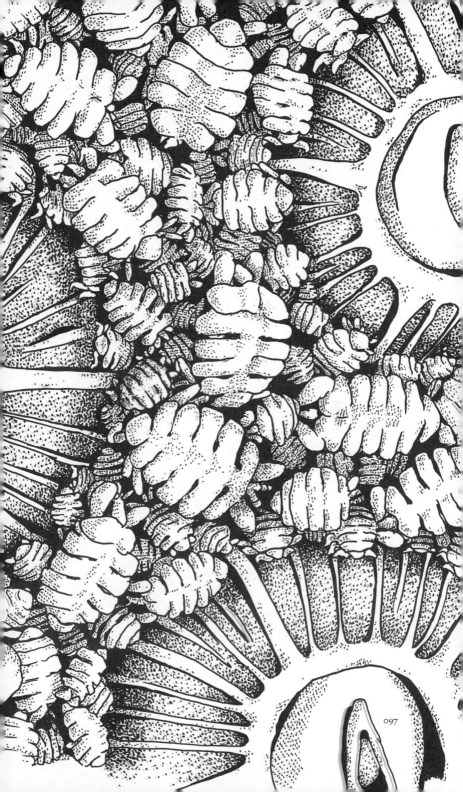

097

# 錨蟲

*Lernaea cyprinacea*
イカリムシ

分類：橈足類
體長：雌蟲 10～12 mm
宿主：淡水魚
分布：世界各地

在金魚的體表如同針一般刺著的東西，是寄生蟲中的「錨蟲」。錨蟲這名字的由來，並不是「很生氣」的意思，而是其形態彷若船隻的錨\*。錨蟲能在以鯉科魚隻為首的多數淡水魚身上發現，會以頭部鑿入宿主的體組織中寄生，就像是錨落在上面似的。

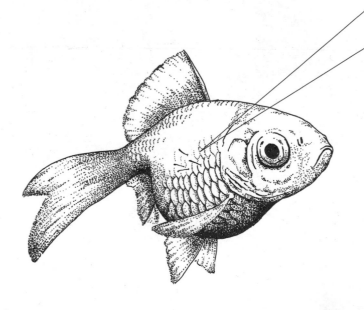

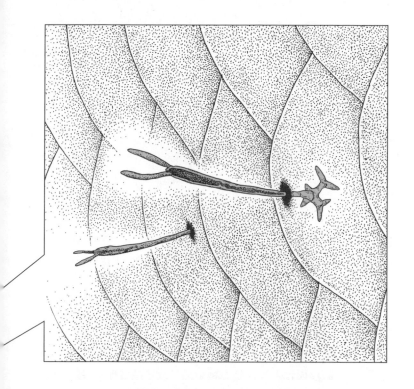

錨蟲是屬於橈足類這種甲殼類生物、劍水蚤的近親，
孵化後在重複蛻皮的過程中，會保持著與幼蟲時期相
似的外觀逐漸變態。不進行固著的雄性成蟲會徘徊在
固著於宿主體表的雌性成蟲附近，且在與其交配後死
亡。此蟲一年內會進行四至五回的世代交替，雌蟲一
生會產卵十次以上，一次約產五千顆。

錨蟲很容易在水族缸內看到，放著不管就會大量增
殖，並寄生在魚的全身。一旦大量增殖，要完全驅除
就很困難，所以如果在寵愛的魚體表面發現該寄生
蟲，飼主一定會氣到發抖吧。

*譯注：這邊作者玩了一個諧音，平假名「いかり」（I-ka-ri）
可作兩解，一是「怒り」，也就是憤怒；一可作漢字「錨」，
恰也就是該漢字字面上的意思。

# 扇貝蚤（扇貝鰓飾）

*Pectenophilus ornatus*
ホタテエラカザリ

分類：橈足類

體長：雌蟲最大 8 mm

宿主：帆立貝
（*Patinopecten yessoensis*）、
赤皿貝
（*Chlamys farreri akazara*）

分布：日本

開著殼的帆立貝，其鰓有無數柿色的花綻放著。這「花」其實是一種名為扇貝蚤的生物。由於從外觀看來，就好像是帆立貝的鰓的裝飾品，所以日本人又稱牠為「扇貝鰓飾」，實際上牠是種以帆立貝為宿主，透過口器與鰓血管接合以吸啜血液的寄生蟲。

扇貝蚤體表極為平滑，僅具有一個洩殖孔。從這奇妙的模樣教人難以聯想牠竟然是橈足類這種甲殼類、劍水蚤的近親！剛從卵中孵化出來時和一般橈足類十分相似，但為了適應寄生生活，便逐一將所有體節構造捨去，僅餘一塊扁平的軀體。寄生在宿主鰓部的是雌蟲，雄蟲則生活在雌蟲體內。卵在體內受精後，於育兒囊中孵化出的無節幼體（nauplius）會從洩殖孔游出，於此同時，在外界已歷經變態的雄性蟲體會自洩殖孔進入雌蟲體內，一旦在雌蟲體內發育完成後，當然就再也無法出來了。

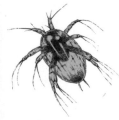

扇貝蚤的幼蟲

由於長得如此奇異，之前一直弄不清其真面目。直到近年，透過對其形態的觀察與遺傳基因的分析，才發現其真實身分。僅餘一塊軀體的扇貝蚤雌蟲，捨去眼、觸角和足，環抱著雄蟲，又將一顆一顆生出的卵留在育兒囊中孵化，這是一種多麼奇妙的寄生蟲呀！截至目前為止，這種蟲只在日本被發現過。

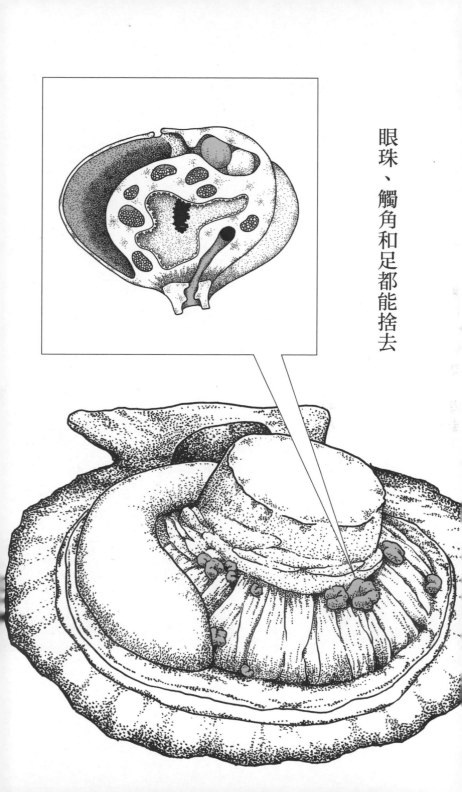

眼珠、觸角和足都能捨去

# 蟹奴（雲母蟹奴）

*Sacculina confragosa*
フクロムシ

分類：蔓足類
體長：數mm～數cm
宿主：蟹、蝦等甲殼類
分布：世界各地

螃蟹被奪走的青春

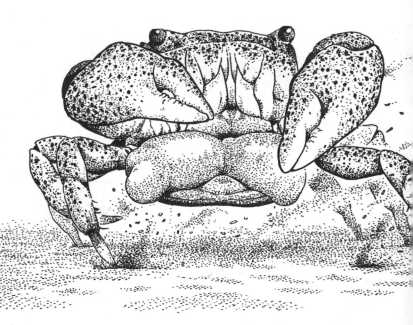

螃蟹死守著腹部的卵，不讓外敵有機可乘！但其實那卵的真實身分是⋯⋯

有時會在海邊看見抱著一個袋狀物的螃蟹。乍看之下以為是卵，但實際上附著在其腹部的不是卵，而是名為「蟹奴」的寄生蟲。為了因應寄生生活，所有不需要的附肢或消化道等都退化（進化）了，名副其實地只剩一個袋狀的外觀*。這蟲與海濱岩岸常見的藤壺與龜足茗荷（*Capitulum mitella*）同屬於蔓足類的近親。

*譯注：日文原名有「袋蟲」之意。

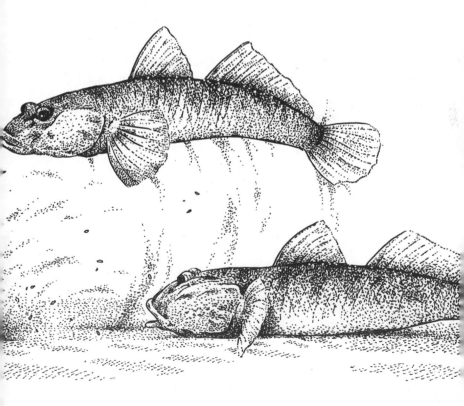

從卵孵化出的蟹奴幼蟲一旦接觸到宿主，就會立刻伸出植物根似的東西侵入宿主體內。此根狀的寄生部位稱為「內體」（interna），緊接著其後方會向體外延伸出稱為「外體」（externa）的袋狀構造物，這袋狀部分包含卵巢與卵等生殖器官。從外觀可見的寄生蟲是雌蟲，體型極小的雄蟲則待在雌蟲袋中。

被蟹奴持續吸收營養的宿主往往無法發育成熟，變成既非雄亦非雌的個體。蟹奴這種「寄生去勢」的能力，是為了要防止生物將大量的能量消耗在重要的事業——「繁殖」上，這樣一來，就能將這些多餘的能量奪取過來，用以達到自身繁殖的目的。

災難不斷的宿主不只遭到寄生還被去勢，卻還以為腹部凸出的蟹奴是自己的卵，努力防禦外敵的覬覦。一邊將宿主去勢，一邊又勤於繁衍自身，真是不仁不義的寄生蟲呀。在目黑寄生蟲館展示的，是寄生在粗腿厚紋蟹（*Pachygrapsus crassipes*）上的雲母蟹奴。青春被奪走的可憐螃蟹就在那裡。

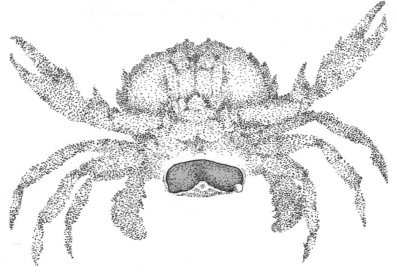

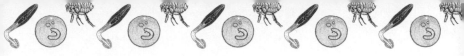

# 重寄生物 ———————

## 寄生在寄生蟲上的生物

在寄生蟲的表面或內部生存的寄生蟲，被稱為「重寄生物」（Hyper-parasite）。地球上幾乎所有的動物身上都有寄生蟲，因此就算寄生蟲身上也有，也不是什麼不可思議的事吧。

舉例來說，寄生在堪察加擬石蟹（*Paralithodes camtschaticus*）的近親——顆粒擬石蟹（*Paralomis granulosa*）上的一種蟹奴 *Briarosaccus callosus*，就被一種等足類（如木蝨等）的 *Liriopsis pygmaea* 寄生著。不管是蟹奴還是 *Liriopsis pygmaea* 都會從宿主那裡持續吸收營養，導致宿主無法發育成熟（寄生去勢）。蟹奴把螃蟹寄生去勢，而 *Liriopsis pygmaea* 也把蟹奴寄生去勢，這可說是因果報應吧。

其他的重寄生物，尚有寄生在寄生於虎河豚的黏液孢子蟲上的微孢子蟲（分類未定）。此外，也在寄生於大西洋鮭（*Salmo salar*）的鮭蝨（*Lepeophtheirus salmonis*）上，發現了寄生於其上的微孢子蟲的細胞間橋體（desmosome）。

重寄生物多半微小不易發現，因此研究上進展得很緩慢。不過，只要持續研究，可能不久後就會發現寄生在重寄生物上的「重重寄生物」呢。

# 縮頭魚蝨

*Ceratothoa verrucosa*
タイノエ

分類：等足類
體長：雄 20 mm
　　　雌 50 mm
宿主：真鯛
分布：日本

如果有這蟲就是「中獎了」

在釣起來的真鯛口中，有隻裝神弄鬼的大蟲。這個等足類的寄生蟲名叫「縮頭魚蝨」。因為是等足類，所以也就是木蝨和海蟑螂（*Ligia exotica*）的近親。最近，連大王具足蟲（*Bathynomus giganteus*）也被當作觀賞物在市面上的水族館中販售。縮頭魚蝨的雄蟲和雌蟲會成對且頭尾相反地貼附在鯛魚上顎處，以吸食鯛魚的體液維生。雌蟲在鯛魚上顎的中央部位，雄蟲則緊靠在其後，寄生時必然像這樣雌雄成對寄生。在真鯛還是幼魚時即侵入，不管幾年，都是同一對雄雌持續寄生著。由於外觀看起來就像鯛魚的餌食，所以日文漢字寫起來正是「鯛之餌（タイノエ）」。

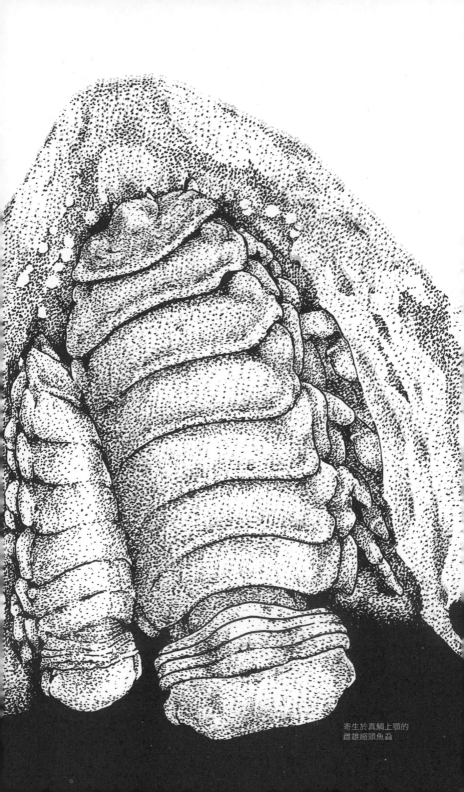

寄生於真鯛上顎的
雌雄縮頭魚蝨

江戶時代的文獻《水族寫真》上，就稱縮頭魚蝨為「鯛之福玉」，被認為是能在鯛魚身上發現的九種吉祥物之一。捕獲嘴中含著這個東西的鯛，如同是「中獎」，湊到其他八種後願望就會實現，不再受俗事困窘，而能幸福美滿地生活下去。令人驚訝的是，此文獻中竟然寫著「吃起來就像鯛魚」這樣的字句。雖然這蟲乍看有點像口蝦蛄（*Oratosquilla oratoria*）*，但江戶時代竟然有人敢吃，還真是勇敢啊。

意外的是，鯛魚即使被這麼大隻的東西寄生，竟不會引發什麼病害，應該是與宿主在漫長的演化過程中彼此折衷出來的結果吧。一直不繳房租的老房客，似乎在不知不覺間被寬諒，而與房東變得愈發親近。

*譯注：口蝦蛄，學名為 *Oratosquilla oratoria*，屬蝦蛄科，為一種可食用的海中生物，在臺灣鹿港、日本和香港都很常見。香港稱為「瀨尿蝦」。

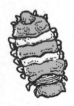

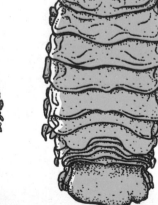

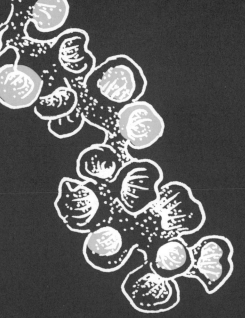

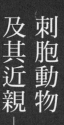

# 刺胞動物
# 及其近親——

刺胞動物所具有的「刺絲胞」，指的是具
有能夠發射毒針（刺絲）之胞器的細胞。
一種是固著於水底的水螅型，另一種是浮
游生活的水母型。

# 鱘卵螅

*Polypodium hydriforme*
ポリポジウム

分類：刺胞動物類

體長：自由游動時，
傘面直徑 2.5 mm

宿主：鱘科（Acipenseridae）

分布：俄羅斯、伊朗、北美等

魚子醬是世界三大美食之一。這種食品是將鱘魚的卵
以鹽醃漬後製成的，多半在俄羅斯或伊朗等地生產。
鱘卵螅這種寄生蟲，便是以製作魚子醬用的卵作為寄
生對象的美食家。這種蟲被認為可能是水母或海葵等
刺胞動物的近親。

鱘卵螅會侵入鱘魚體內尚未發育成熟的卵中，耗費數
年從容地增殖。其增殖法是所謂的「出芽生殖」，也
就是身體的一部分膨大起來，成長為新的個體。到最
後卵的內部會有數十至一百隻不等的個體，念珠似的
整群串起。不久此群體就會吸光卵中貯存的卵黃，之
後移動至外界，分崩離散成猶如小水母的個體。此後
就開始自由泳動生活，以觸手捕食小動物，並以二分
裂法增加數量。有一位女寄生蟲學家被此寄生蟲吸引
而研究了五十年以上，但對於發育完成的鱘卵螅如何
入侵鱘魚體內，並寄生於卵中這件事，還未得到明確
的答案。

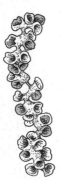

鱘魚因為外觀與鯊魚相似，所以日文名字中有「鮫」
這個字*，但嚴格地說，鱘魚並不是鯊魚，而是比鯊
魚更加古老，中生代就出現在地球上的古代魚種。現
在由於濫捕和水質汙染，數目顯著地減少，因此用以
製作魚子醬的卵，可說是極為稀罕的高級食材。鱘卵
螅破壞鱘魚的卵，進而影響了鱘魚的生殖能力，是相
當麻煩的寄生蟲。

*譯注：鱘魚的日文「チョウザメ」，日文漢字可寫做「蝶
鮫」。

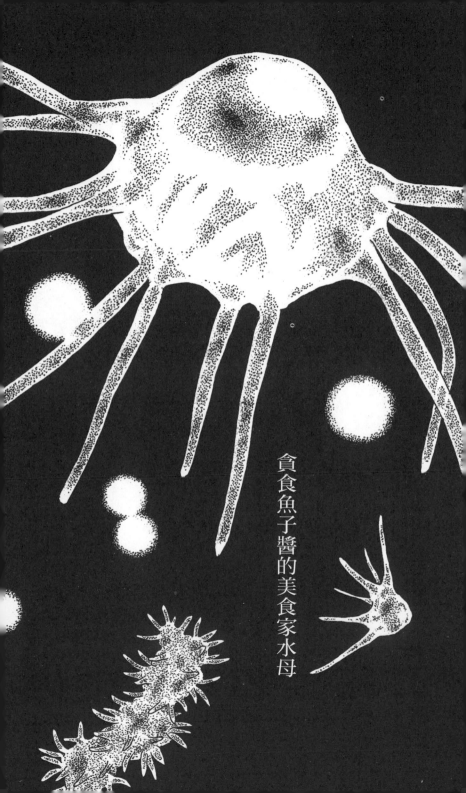

貪食魚子醬的美食家水母

# 黏液孢子蟲
## （腦碘泡蟲）

*Myxobolus cerebralis*
粘液胞子虫

分類：刺胞動物類之近親

體長：黏液孢子蟲的狀態：10μm（微米）
　　　放線孢子蟲的狀態：350μm

宿主：黏液孢子蟲時期：虹鱒
　　　放線孢子蟲時期：絲蚯蚓
　　　（*Tubifex tubifex*）

分布：世界各地

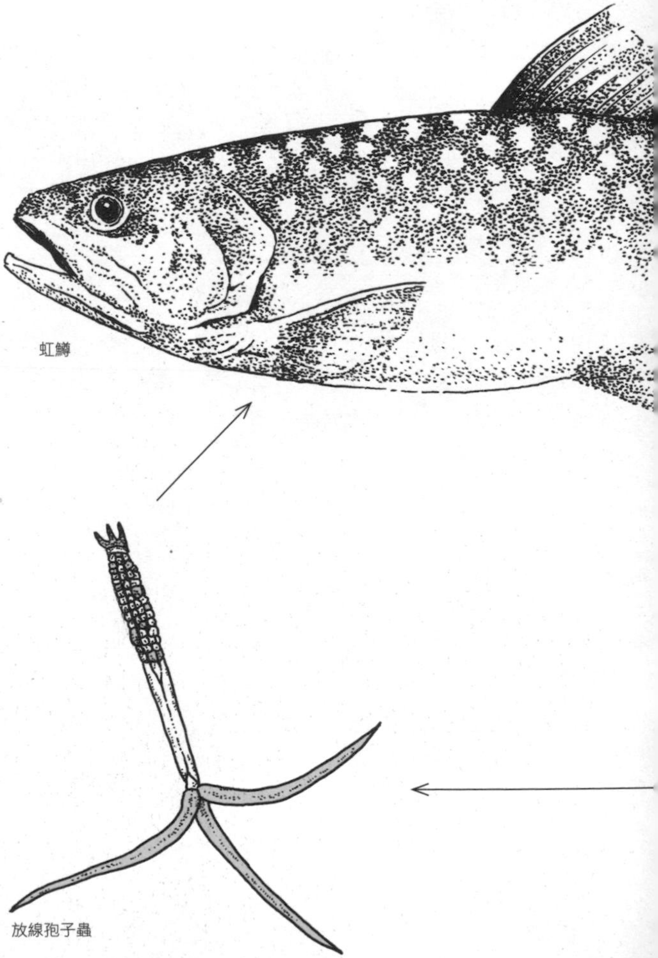

互換宿主的神祕寄生蟲

虹鱒

放線孢子蟲

在下圖中的左右兩隻生物都是寄生蟲。在左頁中擁有星星般美麗外形的，是寄生在絲蚯蚓等環形動物上的「放線孢子蟲」，而在右頁中外形較簡單的，則是寄生在魚身上的「黏液孢子蟲」。雖然外形和宿主都不同，但這兩種寄生蟲其實是同一種生物。

以魚類為宿主的寄生蟲中，最神祕的就屬黏液孢子蟲了。寄生蟲學家們花了許多年時間，仍持續研究其生活史。由於黏液孢子蟲無法透過從魚到魚的路徑進行直接感染，因此，學界仍有「孢子不在水中漂浮幾個月，就不會有感染能力」或「不，應該要在底泥中休眠數年才行」等不同的爭論。

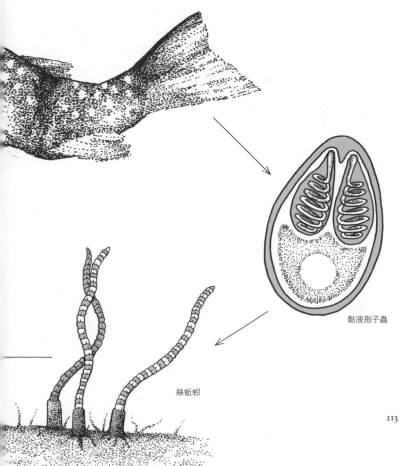

黏液孢子蟲

絲蚯蚓

實際上，黏液孢子蟲會經歷一段外觀看來全然相異的放線孢子蟲階段，且為了完成生活史，途中必須要歷經魚類與環節動物兩種宿主。黏液孢子蟲在感染環節動物後，便成長為放線孢子蟲。從環節動物釋出的放線孢子蟲在入侵魚類之後，又會轉變為黏液孢子蟲。為了證明此生態行為，恐怕就是在含有黏液孢子蟲的水中或底泥中，摻入活著的絲蚯蚓進行實驗的吧。

不同種的黏液孢子蟲皆會造成水產養殖業的重大損失，例如讓虹鱒產生骨骼撓曲而無法筆直游動、黑鮪魚的肌肉溶解、虎河豚變得瘦骨嶙峋等。此外，最近已證實寄生於養殖比目魚的種類，是造成食物中毒的元凶。要開發足可抑制這些損害的技術，不徹底理解黏液孢子蟲的生態行為是不行的。發現以絲蚯蚓為宿主的放線孢子蟲屬於腦碘泡蟲（*Myxobolus cerebralis*），此蟲也是黏液孢子蟲的一種，大多數種類的生活史至今仍舊不明。寄生蟲學家們直至今日也還在積極找尋隱藏在海洋或河川中的放線孢子蟲及其宿主。

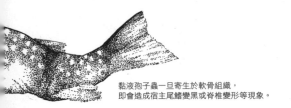

黏液孢子蟲一旦寄生於軟骨組織，
即會造成宿主尾鰭變黑或脊椎變形等現象。

# 原生生物 ——

在真核生物的範疇內，除真後生動物、真菌、陸上植物以外的生物，即稱為「原生生物」。雖然多半是單細胞生物，但也包含多細胞生物。

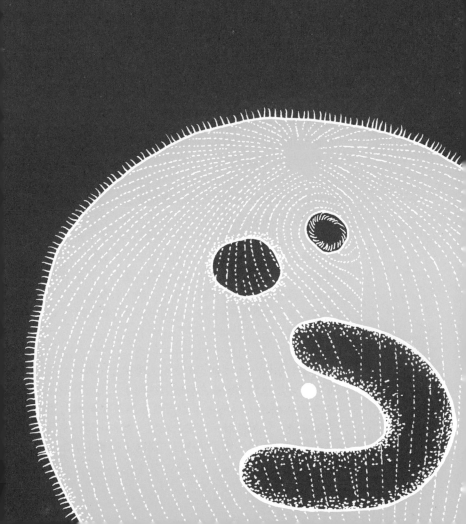

# 惡性瘧原蟲

*Plasmodium falciparum*
熱帶熱マラリア原虫

分類：頂複類（Apicomplexa）

體長：輪狀體時期 1.5μm

中間宿主：人
終宿主：瘧蚊

分布：熱帶、亞熱帶地區

「非屬平氏者，非人」，這句話是形容在平安時代的武將「平清盛」的帶領下，龐大的平家一族榮華尊貴的程度。他是在發著如火般高燒的狀態下死去的。當時傳言，平清盛是因為放火燒掉奈良興福寺中的大佛而遭到詛咒，但其真正的原因推斷起來，應該是瘧疾所致。瘧疾是瘧原蟲以蚊為媒介，進入人的紅血球中大量繁殖後所引起的熱病。過去日本瘧原蟲分布的地區廣及北海道與沖繩，因而瘧疾就有了「瘧」或「和良波夜美」*等稱呼。

在瘧蚊的唾腺聚集的瘧原蟲，會在蚊子吸血時入侵人體，並於肝臟中增殖。在肝細胞破裂後，便入侵紅血球中大量地增殖並加以破壞。瘧蚊一旦吸了患者的血，瘧原蟲就會在蚊子的胃壁內增殖，直到蚊子再度吸血時，為了要隨唾液進入血管內，遂有上千隻新生原蟲再度往唾腺移動。瘧原蟲在人體內行無性生殖，在瘧蚊體內則行有性生殖。意即，人是中間宿主，瘧蚊是終宿主。

在被瘧原蟲侵入並歷經一定時間的潛伏後，患者會全身顫抖並產生急遽的重複發燒退燒現象。由於紅血球被寄生蟲破壞，因而會導致貧血，同時瘧原蟲的毒素還會進一步癱瘓肝、脾臟的功能。現在由於日本公共衛生技術進步，本土瘧疾已經絕跡，但瘧疾仍舊為

第一級傳染病。由於現在有效的疫苗尚未問世，因此只能盡量避免被帶有瘧原蟲的蚊子叮咬。全球約有半數的人類居住在瘧疾疫區，推估每年感染者約有三～五億人，死亡人數則超過六十五萬人。瘧疾對人來說，是情況最險惡的醫療課題。

*譯注：和良波夜美，此為萬葉假名（万葉仮名），是日文奈良時代發展起來的一種訓讀方式，借漢字來表注日文的音節，此詞彙中五字轉換為和式假名則為「ワラワヤミ」（Wa-ra-wa-ya-mi）或作「わらはやみ」，意指兒童發高燒一病不起。（參考資料：三省堂《詳說古語辞典》）

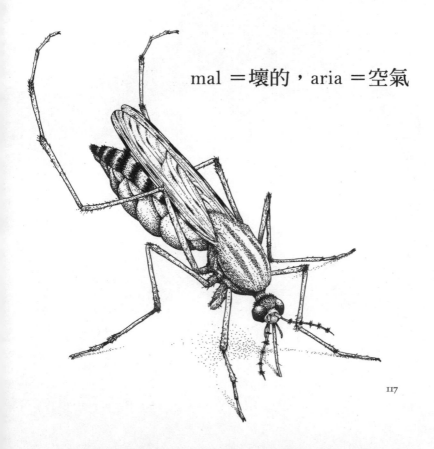

mal ＝壞的，aria ＝空氣

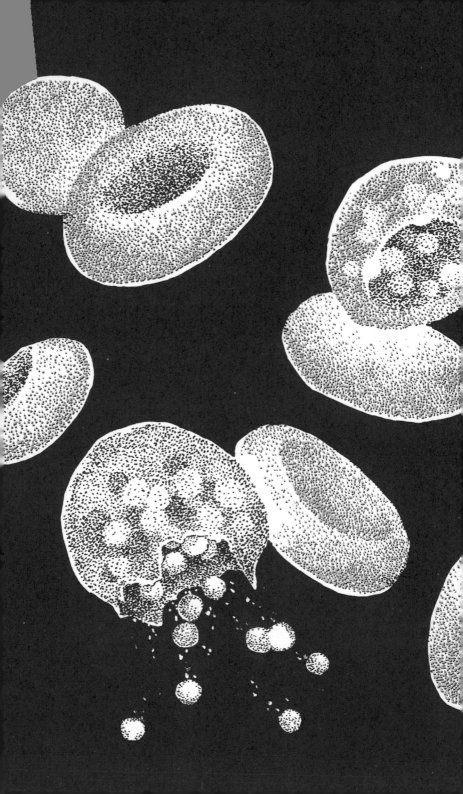

# 弓蟲

*Toxoplasma gondii*
トキソプラズマ

分類：頂複合器蟲類
體長：長 5～7 μm，
寬 3 μm，呈新月形
中間宿主：哺乳類、鳥類
終宿主：貓
分布：世界各地

與貓之間的危險戀情

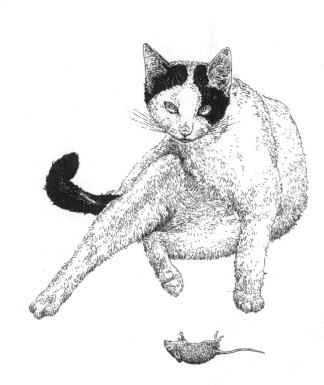

弓蟲這種原蟲，以貓科動物為終宿主，而以人、牛、
老鼠等幾乎所有的哺乳類與鳥類為中間宿主。此蟲在
世界上極為普遍，放眼全球有超過三分之一的人類感
染，就算是衛生管理較為徹底的日本，也有約百分之
十的人感染此蟲。

此原蟲的生活史是在貓科動物的體內進行有性生殖，而在中間宿主的體內進行無性生殖。自然界裡常見的情形，是受貓糞汙染的土壤或食物中的卵囊，感染到老鼠身上。接著，以堅韌的囊壁包覆許多蟲體而成的囊胞（cyst），會出現在老鼠的肌肉與腦部。當該老鼠被貓吃下時，原蟲就從破裂的囊胞中釋出，於貓的腸道上皮細胞內繁殖，產生的卵囊再與糞便一同落到地面，完成了生活史的循環。

根據某個研究指出，被弓蟲寄生的老鼠會變得不太怕貓，同時還會被貓的尿液所吸引。研究者使用「與貓之間的危險戀情」來形容此老鼠的行為，而這行為也許是腦中物質受到弓蟲的操控而引發的。

人類也會因為貓此一終宿主的糞便而遭感染。而且，牛、豬、雞、羊等肉類中也可能會有弓蟲的囊胞，為了防止感染，在食用這些肉品時應該要充分加熱才行。

幸而健康的人就算被弓蟲寄生，也不會出現明顯的症狀。但是，若是因 AIDS 等疾病導致免疫力低下，則可能會引起發燒、淋巴結炎與腦炎。此外，孕婦若是初次被弓蟲寄生，則迅速增殖的寄生蟲（速殖子）將通過胎盤感染胎兒，除造成死產或早產外，也可能產出患有先天性弓蟲症導致腦部與眼部出現發育障礙的嬰兒。

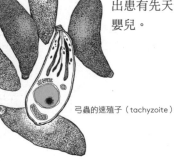

弓蟲的速殖子（tachyzoite）

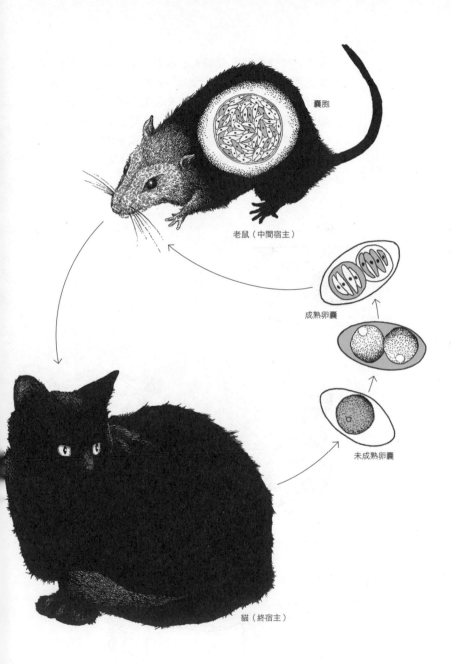

囊胞

老鼠（中間宿主）

成熟卵囊

未成熟卵囊

貓（終宿主）

或許這樣講會嚇到愛貓人士也不一定，但倒也不用過度迴避貓所能提供給我們的「療癒性」。弓蟲的卵囊，只有在終宿主——貓——初次感染之後的數週會排出而已。謹慎地打掃貓的廁所，在庭院或公園碰觸沙土後確實洗手。然後，避免生吃牛肉或羊肉。這些都有注意到的話，寄生蟲入侵的風險就會降低。

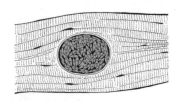

肌肉中的囊胞

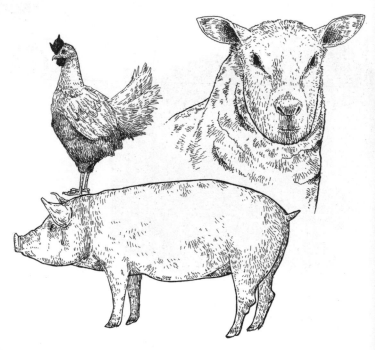

# 福氏內格里阿米巴

*Naegleria fowleri*
フォーラーネグレリア

分類：根足蟲類
體長：7～20 μm
宿主：人
分布：世界各地

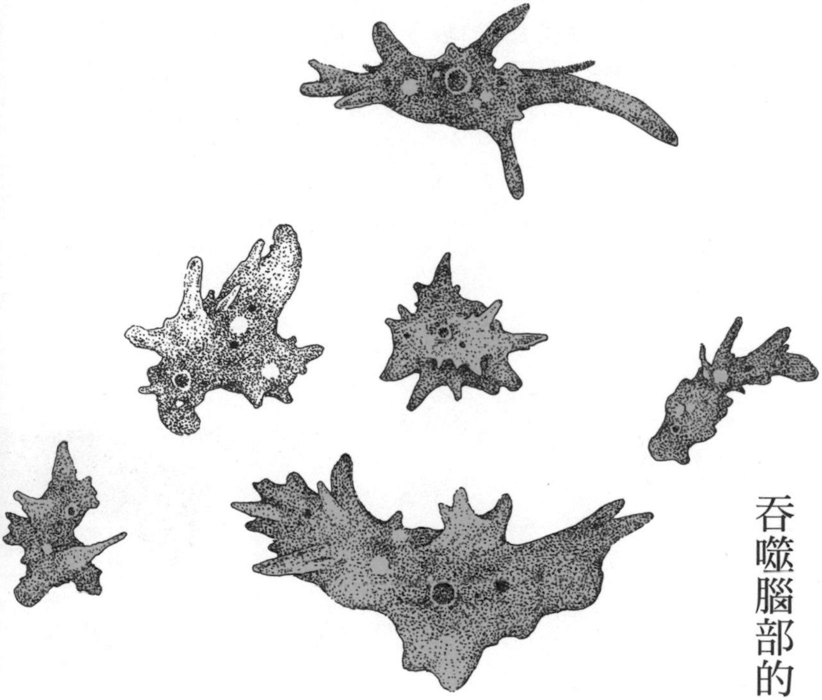

吞噬腦部的殺人阿米巴

裸體的孩子們在池子裡嬉鬧著。受到夏季太陽光充分照射的池水，溫度適中，實在令人舒爽。其中有個孩子把池底沉積的淤泥踢了起來，可能是想讓朋友被濺得一身是泥吧！但是由於水的阻力比想像中要強，那孩子一下子失去了平衡，跌了個倒栽蔥。這位鼻子浸到水裡而嗆到的孩子，被周圍的孩子嘲笑了一番。而在水底的泥中漫無目的匍匐爬行的那個，看來也隨著揚起的泥一同開始四處浮遊……。

福氏內格里阿米巴通常在攝氏二十五度至三十五度的微溫淡水裡或底泥中自由生活。不過，這阿米巴偶爾會因為一些意外事件而寄生於人體。含有此阿米巴的水進入鼻子後，阿米巴原蟲就會從鼻子深處的黏膜經由神經而侵入腦部。

抵達腦部的阿米巴，會絲毫不顧宿主狀況地吞噬腦部並迅速繁衍。人在嚴重的頭痛與發燒之後，即進入昏睡狀態，這種狀況下幾乎都會在發病後十天左右死亡。將死亡的患者解剖，便可看見浸在一大群阿米巴的消化酵素中溶化的腦。此病致死率達百分之九十五，相當恐怖。福氏內格里阿米巴也因此有著「殺人阿米巴」的稱號。

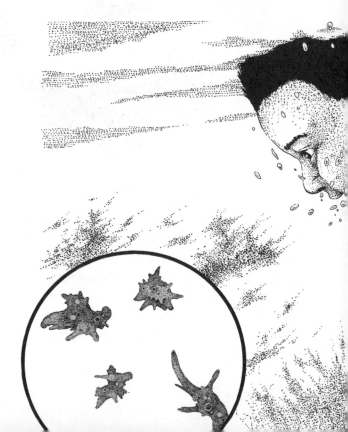

雖然能夠從患者的腦髓液中檢測出福氏內格里阿米巴而得以確診，不過因症狀的進行十分迅速，幾乎無法在患者活著的時候意識到感染此病。而且原本就尚未確立有效的治療方法，因此就算意識到感染，也沒能有什麼具體措施。由於沒理由去賭那百分之五的存活率，所以基本的因應對策也只有阻止阿米巴的侵入而已。由於鼻子是主要的侵入口，所以遇到水溫較高的湖水、沼澤以及摻有淡水在其中循環的溫泉時，應極力避免將臉浸入水中，而游泳的時候也要使用鼻夾來預防。

包含澳洲、紐西蘭、美國與日本在內，世界各地都曾傳出本疾病的災情，不過由於該病的診斷困難，也許實際上有更多的患者存在。

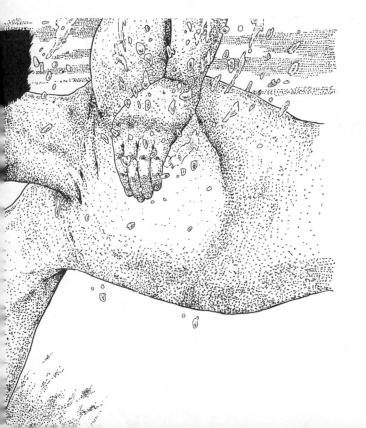

# 甘比亞錐蟲

*Trypanosoma brucei gambiens*
ガンビアトリパノソーマ

分類：鞭毛蟲類
體長：錐鞭毛體 14～33 μm
中間宿主：人
終宿主：采采蠅
分布：熱帶、亞熱帶地區

乘蠅而來的惡魔

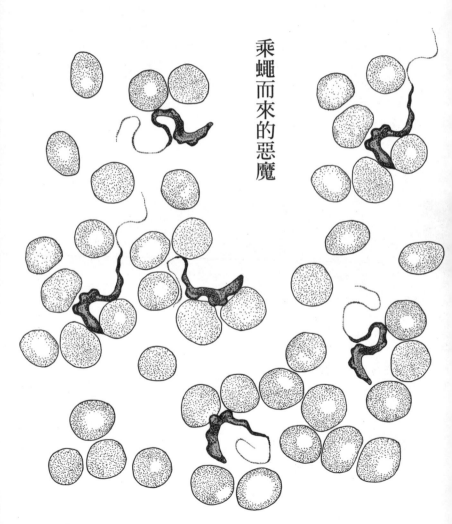

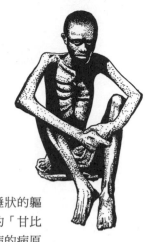

在顯微鏡底下，可以觀察到有種生物從牠紡錘狀的軀體中長出鞭毛和波動膜，那便是鞭毛蟲之一的「甘比亞錐蟲」，也是「非洲睡眠病」這種可怕疾病的病原體，藉由采采蠅這種小型的吸血蠅為媒介傳播。

從采采蠅的口吻部侵入人體內的錐蟲，會一邊以二分裂法增殖，一邊使用鞭毛和波動膜徘徊移動，自血液至淋巴結，一路擴散到骨髓，最後入侵中樞神經系統。當寄生蟲進入中樞神經後，人會開始意識不清，伴隨個性轉變，同時會引起昏睡，不久即全身衰弱而死。一般認為錐蟲之所以要讓人昏睡，是為了讓蠅得以輕易吸血，而後再藉此機會重新入侵蠅體內。非洲睡眠病的患者死亡率可達 80％。另一方面，錐蟲為了應付人的抗體，已經改變了自身細胞表面的蛋白質，於是難以製造有效的疫苗，目前治療上也還只有副作用很強的藥物可以使用。

非洲采采蠅分布的範圍，約在北緯十五度至南緯二十度之間，一般稱之為「采采帶區」（Tsetse belt）。昔日強大的伊斯蘭帝國之所以無法征服撒哈拉沙漠以南的地區，就是被蔓延在采采帶區的睡眠病阻擋下來的。竟然連強大的進攻軍隊都能擋住，真是好可怕的寄生蟲！

# 淡水白點蟲

*Ichthyophthirius multifiliis*
淡水白点虫

分類：纖毛蟲類

體長：直徑約 0.5～1 mm 的球形

宿主：溫水性的一般淡水魚

分布：世界各地

水族館最忌諱的魚類疾病莫過於白點病。恰如其名，這是會在魚體上出現直徑約 1 毫米白色斑點的疾病。放著不管的話，白點數量會漸漸增加，不久魚隻會因為衰弱，導致滲透壓失調與呼吸機能障礙而死亡。實際上那一個個斑點就是「白點蟲」。

白點蟲在魚的上皮組織中寄生，是破壞並攝取上皮細胞以便成長的纖毛蟲。成長完成後即離開宿主，以被覆囊膜的狀態待在水底（此稱為「胞囊化」），二十四小時後，囊膜破裂，數百至數千隻以上具感染性的幼蟲便被釋放出來，再次侵入魚的體表而完成生活史，依此重複進行。白點蟲的可怕之處就在牠的繁殖能力上。一個白點在二十四小時後就變成一千隻的感染性幼蟲，且再次前去襲擊宿主。如果有十個白點，過二十四小時感染性幼蟲就有一萬隻！在那之中又有一部分抵達宿主身上，然後再成為一千倍……如此循環下去。像水槽這種沒有地方可逃的封閉環境，魚撐不了多久就會死亡。

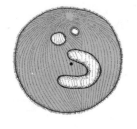

右頁圖中全身黑色的魚叫做黑花鱂，是卵胎生的青鱂魚近親。由於黑色可以反襯白點，因此時常用於白點蟲的感染實驗。這也許給黑花鱂帶來了無盡的困擾，卻為現代的白點蟲研究提供了極大的貢獻。

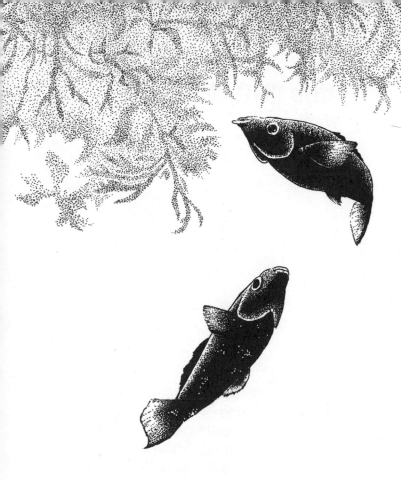

一個點就能召喚死亡

# 梨形鞭毛蟲

*Giardia intestinalis*
ランブル鞭毛虫

分類：鞭毛蟲類

體長：滋養體約 12～15μm

宿主：人等哺乳類

分布：世界各地

以鞭毛進行複雜的擺動，一個勁兒來回地游，看起來像有著小丑臉的生物，是寄生在人等哺乳類小腸中的梨形鞭毛蟲。看似眼睛的是細胞核，兩個被稱為「吸附圓盤」的巨大吸盤，是用來貼附在宿主腸黏膜上的。至於彷彿微笑著的嘴巴，則是稱為「中體」的胞器。

在具有小丑臉的滋養體階段，會一邊在宿主的消化道內吸收營養，一邊以二分裂的方式增殖。在此過程中，蟲體會漸漸轉變成被覆有厚膜的囊體，並隨糞便排出，等待機會進入下一個宿主的口腔。

此寄生蟲的感染力相當強，只要宿主吞下約十個左右的囊體就會發病。梨形鞭毛蟲遍布世界各地，只要在流行地區飲用生水，或以生水沖洗蔬果或餐具就容易被寄生。一旦感染後，會有嘔吐感、腹痛、腹瀉等症狀。不只是人，連貓、犬、牛、水獺等都會被寄生。在水獺築堰的河川附近游泳也可能會感染，所以此病也被稱為「水獺熱」。

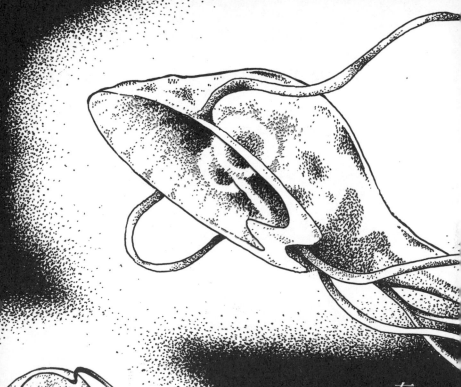

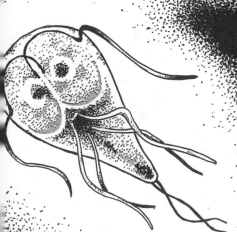

有著小丑臉的討厭鬼

# 寄生性甲藻

*Amoebophrya* sp.
寄生性渦鞭毛藻

分類：橫裂甲藻類
體長：聚集時約 100μm
宿主：甲藻
分布：世界各地

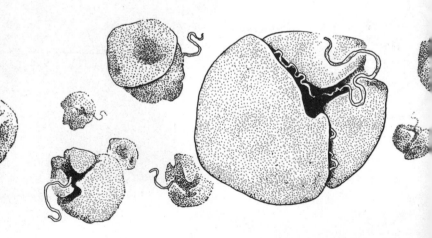

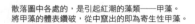

散落圖中各處的，是引起紅潮的藻類──甲藻。
將甲藻的體表鑽破，從中竄出的即為寄生性甲藻。

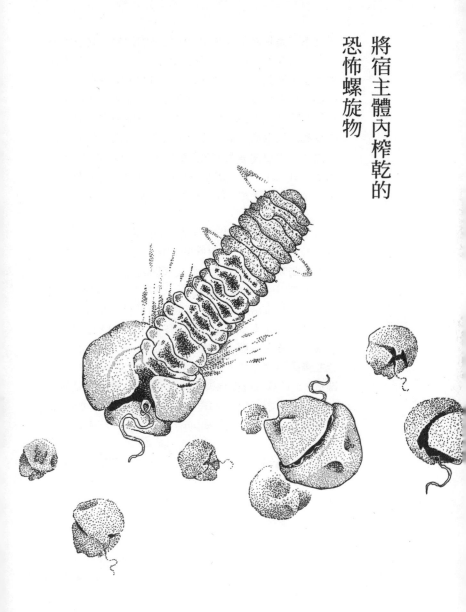

將宿主體內榨乾的
恐怖螺旋物

「紅潮」是指藻類大量增殖，使水體轉變為紅色的情形。一旦發生，水中的溶氧就會耗盡，魚貝類的鰓也會被堵塞。若其中有會產生毒素的藻類，還會導致生物中毒死亡與貝類的毒化，讓水生生物遭蒙大難。形成這種紅潮的主要原因就是甲藻。這種單細胞藻類其體表具縱向與橫向的溝，兩溝交界處生有兩根鞭毛，可藉此在水中自由泳動。該藻類中有一些成員能夠進行光合作用，有一些成員則需捕食或寄生在其他藻類上。此處介紹的是寄生在鄰近甲藻上的「寄生性甲藻」。

進入宿主體內的寄生性甲藻，會從宿主吸收養分並進行核分裂，再形成雙向的螺旋結構，如同上緊發條，等到時機成熟，螺旋形發條即開始反轉，將宿主的細胞質一滴不剩地吸光後，成長為外形彷彿飛棍（skyfish）* 的游泳形態，並鑽破宿主體表游出。一旦來到外界，原本以增殖分裂的單體聚攏而成的群體，又逐一分離為單體，尋找下一個獵物。為了將宿主吸乾並鑽破體表竄出，該寄生蟲就在宿主體內一邊分裂繁殖，一邊孜孜矻矻地製作螺旋，那宿主要是有情感，一定會覺得很恐怖吧。鑽破體表竄出的景況，簡直就像《異形》的幼體「chestburster」的行為一般。

曾有寄生蟲學者構思：將這種恐怖的寄生蟲放在紅潮內繁殖，以便消滅引起紅潮的藻類，針對紅潮的成因進行「紅潮清除作戰」計畫。俗話說得好：「就算是寄生蟲也要物盡其用」**。

*譯注：飛棍，一種未被證實存在的生物，可在空中進行高速飛行。Skyfish 此稱呼，是由日本不明生物學家並木申一郎所命名的。

**譯注：該句話為日本俗諺，諺語原文為「馬鹿と鋏は使いよう」，大意為「就算是笨蛋也可以使其發揮作用」。本書將這句話改成「寄生虫とハサミは使いよう」，故作此翻譯。

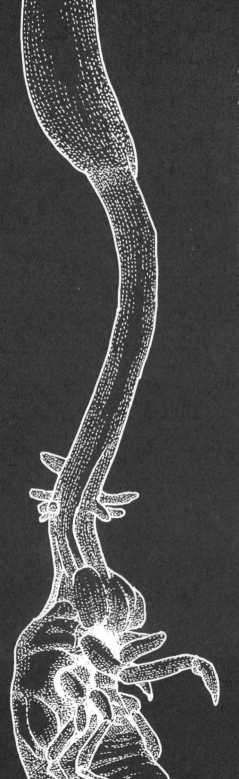

# 植物、真菌 ——

【植物】具有葉綠體，可行光合作用的真核生物

【真菌】包括黴菌、蕈類與酵母類生物的總稱

# 大王花

*Rafflesia arnoldii*
ラフレシア アーノルディ

分類：被子植物

體長：最大可達 **120 cm**

宿主：葡萄科崖爬藤屬（*Tetrastigma*）

分布：東南亞

「難道是『食人花』嗎……」公元一八一八年，新加坡建國者托馬斯・萊佛士（Sir Thomas Stamford Raffles）與軍醫約瑟夫・阿諾德（Joseph Arnold）率領的動植物調查隊，在蘇門答臘島的雨林中遭遇了恐怖的事。他們發現一朵詭異的花，大到讓人不舒服，且散發出陣陣吸引蒼蠅的腐臭味，這便是目前所知世界最大的大王花。該花的直徑最長可達一百二十公分。

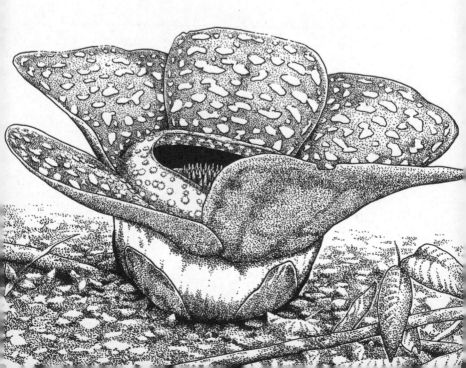

# 散發腐臭的超巨大花

雖然不是食人花，但這巨大的花倒是一種寄生植物。既無根也無葉，就只是一朵花，把葡萄科的崖爬藤當宿主，在其莖部生長，並以宿主的營養維生。大王花會與宿主的組織融合，猶如「接枝」的狀態一般。但大王花的種子看起來並不容易與崖爬藤的莖進行融合，那這寄生花一開始到底是怎麼入侵宿主組織的呢？到目前都還是個謎。

陣陣堪與「腐肉」或「廁所」媲美的獨特氣味，是為了將花粉的蟲媒——蒼蠅（主要是大頭麗蠅〔 *Chrysomya megacephala* 〕）——吸引過來而散發的。大王花有雄花與雌花之分，在充分授粉後，會在壘球般大的果實中製造種子。大王花的開花期並不規則，且個體分布的密度較低，因此一般認為其開花期應以擔任花媒的蠅於年中大量出現的時節為準。對人類來說雖是既臭又大得不像話，但對蒼蠅來說則是最香最美的花了。

生物最重要的任務之一是生殖。將根葉捨去，且讓生殖器官巨大化的大王花，就是為此目的而存在。

# 野菰（南蠻煙斗）

*Aeginetia indica*
ナンバンギセル

分類：被子植物
體長：15～30 cm
宿主：禾本科植物
分布：東亞、南亞

野菰本身並不具有葉綠體，因此無法行光合作用。這種寄生植物會寄生在如稻或芒草等禾本科單子葉植物的根部，以吸取養分維生。由於其外形和南蠻人\*所使用的煙斗相似，便依此命名。其名中雖有「南蠻」一詞，實際上卻是日本人自古就熟稔的一種植物。

> 道邊之　乎花我下之　思草
> 今更　　何物可將念
> ——《萬葉集》第十卷，第2270號歌，作者不詳

（宛若路旁芒花下的相思草，而今，除你之外我還有誰能思念呢？）

《萬葉集》所歌詠的，與其說是那頭低低、靜靜開著花的相思草，毋寧指的是寄生在芒草上的野菰。「放棄相思，只為更貼近對方而活。」雖然不曉得吟詠這首歌的人是否知道野菰這種寄生植物，但絕妙地將「愛」與「寄生」彼此映襯，真是厲害。

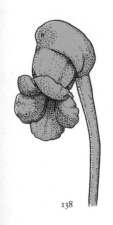

這植物也常被當作園藝植物來照顧，這時會用芒草的近親作為母草（宿主），和野菰成組栽培。由於是寄生，因此會對宿主的生存造成影響，母草偶爾會因此死亡。宿主一旦死亡，就賠了夫人又折兵。因此如何讓母草維持健康狀態以進行栽培相當重要。

心中除了你之外別無他物

＊譯注：這是指十六世紀前後，
與日本進行貿易的西班牙人與
葡萄牙人。在大航海時代，掌
握了航海技術的葡萄牙人與西
班牙人，以印度至東南亞區域
為據點對日本進行貿易。面對
這群人，日本借用中國對南方
異民族的稱謂，稱這些來自伊
比利半島的人為「南蠻」。

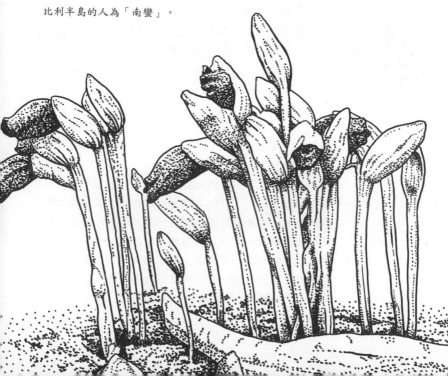

# 冬蟲夏草

*Cordyceps sinensis*
冬虫夏草

分類：真菌類
體長：數mm～數十cm
宿主：昆蟲、蜘蛛等
分布：世界各地

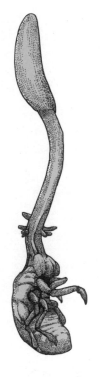

被當作保健祕方而廣為人知的冬蟲夏草，古代西藏曾傳說這是「從冬季遞嬗至夏季時，從蟲轉世為草的不可思議生物」，這也是其名稱的由來。實際上，這是寄生在昆蟲身上的一種蕈類，雖說是寄生，但會將昆蟲直接殺死，將其體內的養分供作子實體成長用，此狀況其實更接近捕食。

冬蟲夏草會一邊將已經化為木乃伊的宿主外骨骼保護好，一邊會增生菌絲並製作菌核。接著為了撐破宿主的外骨骼，並讓孢子易於飛揚，會生長出棍棒狀的子實體。世界上共發現了五百八十種左右的冬蟲夏草，它們各自寄生在不同的宿主上。其中又以在中藥店常見，會寄生在淡緣蝠蛾（*Endoclita excrescens*）幼蟲上的種最具代表性。在氣候溫暖潮濕的日本，就有三百種以上的冬蟲夏草棲息著。此頁左側的圖是蟬花（*Cordyceps sobolifera*），右頁的圖則是蜻蜓蟲草（*Cordyceps odonatae*），兩者都是日本常見的種類。

冬蟲夏草這種宿主與菌傘共存的模樣相當美。日本冬蟲夏草協會表示，採集冬蟲夏草時把菌傘與宿主切開來的行為，會被愛好者斥責是「斷頭臺」，是一種相當忌諱的舉動。此外，在各式各樣的宿主中，寄生於獨角仙、鍬形蟲、天牛身上的冬蟲夏草至今還未被發現。如果找到的話，一定會被認為是新種，因此請各位有志之士努力去尋找吧！

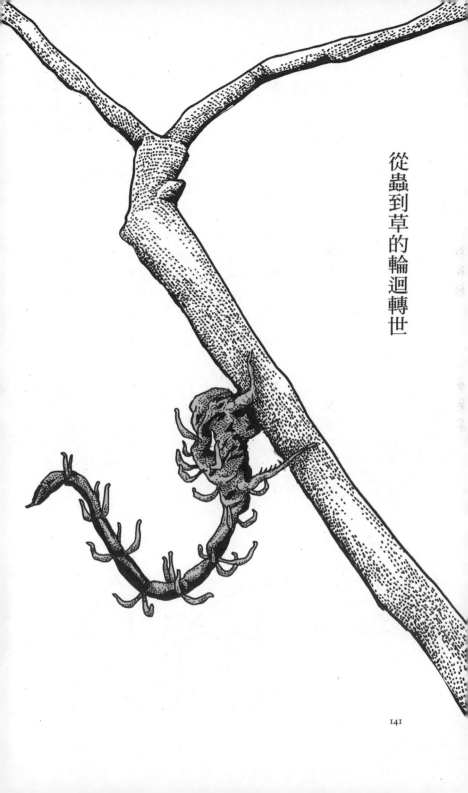

從蟲到草的輪迴轉世

# 菟絲子

*Cuscuta japonica*
ネナシカズラ

分類：被子植物
體長：數十 cm
宿主：一般植物
分布：亞洲、美洲

夏轉秋的時節，若在山中散步，偶爾會看見黃綠色拉麵似的植物，完全將草或灌木覆蓋住，它叫「菟絲子」，日文漢字寫作「根無葛」。正如其名，這是一種沒有根、蔓生性的寄生植物。不僅沒有根，連葉也退化到僅剩鱗片的大小。

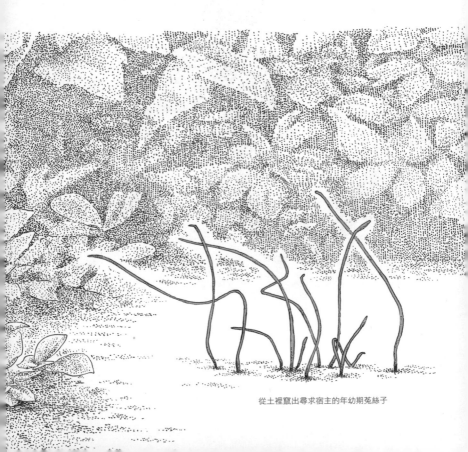

從土裡竄出尋求宿主的年幼期菟絲子

菟絲子是一年生的，夏天開花秋天結果（這果實在中藥上也稱做菟絲子，用來滋補強身）。從過冬後的種子發芽生出的幼苗，一開始是有根的，但當其藤蔓延伸至附近的草木並纏捲而上後，接觸宿主的地方，就會長出名為「寄生根」的特殊根，藉此從宿主的維管束中吸取養分，此時原本土壤中的根就會乾枯。與土壤的關係結束後，菟絲子就會在宿主身上度過一生。

菟絲子幾乎沒有可行光合作用的葉綠素，所有的營養都依賴宿主提供。因此，剛發芽的幼苗相當脆弱，若不能在種子貯存的營養和水分用完之前抵達宿主，立刻就會枯萎。一開始寄生成功的機率雖然低，不過一旦寄生成功，菟絲子的成長速度就相當驚人了。接連重複寄生的動作，一邊將宿主緊緊纏綑，一邊將整個宿主覆蓋。如果鄰近有其他植物，就會順道寄生在那植物上。由於成長得太快，偶爾會有因宿主衰弱死亡結果玉石俱焚的狀況。寄生在農作物上時，往往會造成巨大的經濟損失，即使拔除，殘留在植物上面的部分依舊能夠蔓生並繼續成長，要完全清除並不容易。

菟絲子的幼苗會循著在空氣中飄盪的化學物質，將藤蔓往具有適當宿主的方向伸展，被氣味引誘並靠近宿主，纏捲而上，從穿鑿的孔穴中榨取營養——乍看像似被傾倒在草叢上的拉麵，實際上這個寄生植物進行的勾當卻相當可怕。

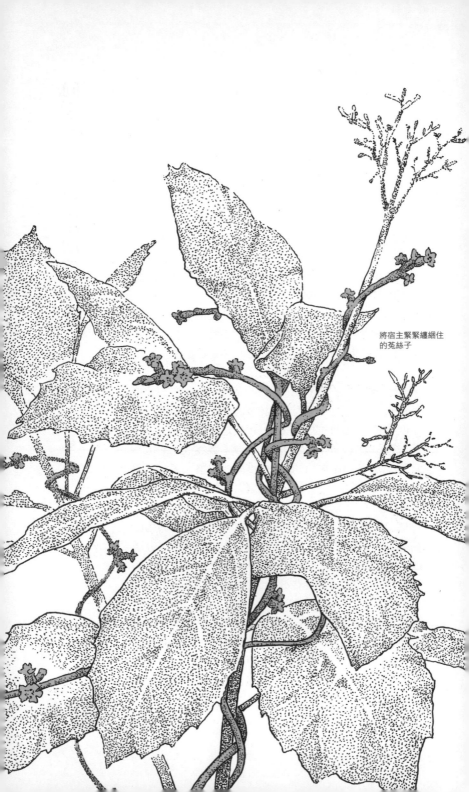

將宿主緊緊纏繞住
的菟絲子

## 參考文獻（部分）

「岩波 生物学辞典　第 5 版」( 岩波書店 ) 2013

「絵でわかる寄生虫の世界」( 講談社 )2016

「おはよう寄生虫さん　世にも不思議な生き物の話」( 講談社 ) 1996

「寄生虫学テキスト　第 3 版」( 文光堂 ) 2008

「寄生虫館物語　可愛く奇妙な虫たちの暮らし」( ネスコ ) 1994

「寄生虫のふしぎ　頭にも？意外に身近なパラサイト」
( 技術評論社 ) 2009

「寄生虫ビジュアル図鑑　危険度・症状で知る人に寄生する生物」
( 誠文堂新光社 ) 2014

「寄生虫病の話　身近な虫たちの脅威」( 中公新書 ) 2010

「魚介類の感染症・寄生虫病」( 恒星社厚生閣 ) 2004

「改訂, 魚病学概論第 2 版」( 恒星社厚生閣 ) 2012

「最新 家畜寄生虫病学」( 朝倉書店 )2007

「新魚病図鑑」( 緑書房 ) 2006

「図説人体寄生虫学　改訂 9 版」( 南山堂 ) 2016

「セミヤドリガ　日本の昆虫 7」( 文一総合出版 ) 1987

「日本 における寄生虫学の研究」( 目黒寄生虫館 ) 1961-1999

「はらのむし通信」( 目黒寄生虫館 ) 20002016

「目黒寄生虫館月報 / ニュース」( 目黒寄生虫館 ) 1959-1998

## 參考網站

海鮮食品的寄生蟲資料庫

http://fishparasite.fs.a.u-tokyo.ac.jp/

**監修**

## 非營利財團法人目黑寄生蟲館

一九五三年，在醫學博士龜谷了（一九〇九～二〇〇二）的
創意與資助下，世界唯一的寄生蟲研究博物館於東京目黑區
成立。博物館舉辦各種活動，包括研究活動、展示導覽、教
育推廣、標本的蒐集整理與保存、出版事業與教育用標本的
頒布等。

官方網站：http://www.kiseichu.org/

入館費用：免費

營業時間：10：00 至 17：00

休館日：週一、週二（若遇國定假日則隔日休館）與年節假期

交通資訊：搭乘 JR 各線，抵達目黑站後自西側出口徒步約
十五分鐘。或者搭乘公車，在「大鳥神社前」站下車。

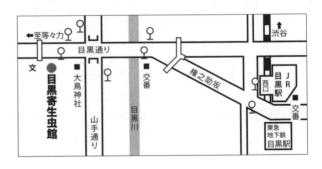

## 作者

## 大谷智通（おおたに　ともみち）

書籍作者與編輯。一九八二年生於兵庫縣。東京大學農學部畢業後，於東京大學大學院農學生命科學研究所攻讀水圈生物科學碩士並完成學業。在大學時期，跟隨當時魚病學研究室的教授小川和夫（現任目黑寄生蟲館館長），針對魚貝類的寄生蟲病進行研究。在出版社工作四年後，於二〇一四年從事自由接案工作。在活動的據點設立「大四疊半工作室」，經手撰寫書籍、編輯、代理等業務。

## 佐藤大介（さとう　だいすけ）

漫畫家與插畫家。一九七六年生於宮崎縣。東京大學文學部國史科畢業後，二〇〇二年開始從事自由接案工作。隸屬大四疊半工作室，除漫畫外，亦大量從事書籍與雜誌的封面繪製與插畫等工作。

## 大四疊半工作室

從事書籍企畫、編輯、撰寫等業務的創作單位。著作包含《漫畫 生物學入門》（講談社）、《寄生蟲圖鑑 不可思議世界裡的居民們》（監修：目黑寄生蟲館，飛鳥新社。中譯本由臉譜出版）等書。

官方網站：http://daiyojyouhan.com

國家圖書館出版品預行編目(CIP)資料

寄生蟲圖鑑：50種住在不可思議世界裡的居民 / 大
谷智通著；佐藤大介繪；楊雨樵譯. -- 二版. -- 臺北
市：臉譜，城邦文化出版：家庭傳媒城邦分公司發
行, 2020.05
　　面；　　公分. -- (臉譜書房；FS0037X)
　　譯自：寄生蟲図鑑：ふしぎな世界の住人たち
　ISBN 978-986-235-830-6( 精裝)

1.寄生蟲學 2.圖錄　　　　　415.29025　109004304

增訂
The Encyclopedia
of Parasites
ふしぎな世界の住人たち

50 種住在
不可思議世界裡的
居民

臉譜書房 FS0037X

| | |
|---|---|
| 監　　　修 | 公益財団法人 目黒寄生虫館 |
| 作　　　者 | 大谷智通 |
| 繪　　　者 | 佐藤大介 |
| 譯　　　者 | 楊雨樵 |
| 副總編輯 | 謝至平 |
| 責任編輯 | 謝至平（一版）、鄭家暐（二版） |
| 行銷企畫 | 陳彩玉、薛綸 |
| 美術設計 | 廖韡 |
| 排　　　版 | 漾格科技股份有限公司 |

出　　　版　臉譜出版
發　行　人　涂玉雲
總　經　理　陳逸瑛
編輯總監　劉麗真
　　　　　　城邦文化事業股份有限公司
　　　　　　台北市中山區民生東路二段 141 號 5 樓
　　　　　　電話：886-2-25007696　傳真：886-2-25001952
發　　　行　英屬蓋曼群島商家庭傳媒股份有限公司城邦分公司
　　　　　　台北市中山區民生東路二段 141 號 11 樓
　　　　　　客服專線：02-25007718；25007719
　　　　　　24 小時傳真專線：02-25001990；25001991
　　　　　　服務時間：週一至週五上午 09:30-12:00；下午 13:30-17:00
　　　　　　劃撥帳號：19863813　戶名：書虫股份有限公司
　　　　　　讀者服務信箱：service@readingclub.com.tw
　　　　　　城邦網址：http://www.cite.com.tw
香港發行所　城邦（香港）出版集團有限公司
　　　　　　香港灣仔駱克道 193 號東超商業中心 1 樓
　　　　　　電話：852-25086231
　　　　　　傳真：852-25789337
新馬發行所　城邦（馬新）出版集團
　　　　　　Cite（M）Sdn Bhd.
　　　　　　41-3, Jalan Radin Anum, Bandar Baru Sri Petaling,
　　　　　　57000 Kuala Lumpur, Malaysia.
　　　　　　電話：+6（03）90563833
　　　　　　傳真：+6（03）90576622
　　　　　　讀者服務信箱：services@cite.my

一 版 一 刷　2014 年 10 月
二 版 一 刷　2020 年 5 月
ISBN　978-986-235-830-6
版權所有·翻印必究（Printed in Taiwan）
售價：420 元（本書如有缺頁、破損、倒裝、請寄回更換）